面向21世纪高等医药院校精品课程教材

医学免疫学与微生物学实验指导

主编 林巧爱 董海艳

浙江大学出版社

前　言

《医学免疫学与微生物学实验指导》的编写思路是，突破以往“实验”只为课堂教学内容“求证”的旧模式，提出更高、更全面的实验目的，即除了印证课堂知识外，还要使学生掌握医学免疫学和微生物学的基本技术、分析问题和解决问题的能力。因此，我们在编写过程中，力争使每一个实验目的明确、方法实用并具有一定的先进性。

全书分两篇，第一篇医学免疫学实验，以培养学生的基本技能为原则编写了免疫学中常规使用的基本技术，共14个实验；第二篇医学微生物学实验，包括细菌学、真菌学和病毒学实验，共26个，书末附有医学免疫学与微生物学实验材料和试剂的制备方法及常用特殊染色方法。

本书可供临床医学、预防医学、口腔医学、医学检验、药学及护理等专业本、专科医学生的实验课使用，并可作为医学免疫学和病原生物学专业研究生的实验参考书籍。各不同专业可以根据各自专业教学大纲的要求、实验条件及专业的特点，选择进行。

本教材具有以下特色：①根据医学免疫学和医学微生物学的特点，配有与实验内容密切相关的画图；②实验中安排了启发性思考问题，以培养学生的独立观察能力及分析问题、解决问题的能力；③本教材附有常用的试剂配方，能满足开展设计性实验和综合性实验的需求。

本书如存在疏漏和不足之处，敬请带教老师和学生在使用过程中坦诚指出，以便修正。

编著者
2005年12月

目　录

第一篇　医学免疫学实验

第二篇　医学微生物学实验

实验须知

一、实验课的目的与要求

医学免疫学与微生物学实验课的目的是加强和巩固对课堂基本理论的理解,学习和掌握实验的基本操作技术,提高分析问题和解决问题的能力。为上好实验课,要求同学们做到如下各点:

1. 课前做好充分预习,明确实验目的、原理、操作方法及注意事项,避免或减少错误的发生。

2. 在实验进程中,严格按照实验步骤和要求进行操作,坚持实验的严肃性、严格性、严谨性。

3. 如实记录实验结果,分析结果得出结论。对不同的结果要认真分析,找出原因,得出结论。实验完成后,写好实验报告,及时交给老师批改。

4. 严格遵守实验室规则,防止各种事故发生。

二、实验室规则

实验材料中有些是病原微生物,在实验过程中,必须严肃认真地进行无菌操作,以保证结果准确,并防止实验室感染和环境污染。所以要求同学们认真遵守下列各点:

1. 进入实验室先把个人书包放到指定地点,穿好白大衣,实验台上只放实验指导、记录本和文具。非必需的物品勿带入实验室内。

2. 实验室内保持肃静、整洁,不得高声谈笑和随便走动。禁止吸烟、饮食。

3. 实验中如发生割破皮肤及实验材料破损事故,应立即报告教师,进行紧急处理。皮肤破伤可用2%红汞或2%碘酒消毒。菌液流洒桌面或地面,倾注0.1%新洁尔灭于污染面上,30min后抹去。手上污染活菌,在0.1%新洁尔灭中浸泡10～20min后,再以肥皂水刷洗。

4.用过的有菌器材和培养物放于指定地点,吸过菌液的吸管放在装有消毒液的桶内,载片用后立即放到消毒缸内,不得弃置桌上。接种环使用后应立即于酒精灯火焰上烧灼灭菌。

5.爱护实验器材,注意节约实验药品。实验器材如有破损,应立即报告教师,等候处理。易燃物品(酒精、二甲苯等)勿接近火源;酒精灯不可互相直接点燃;如遇火险,先关掉电源,再用湿布和沙土覆盖灭火。

6.实验结束后,将实验台整理清洁,再洗手消毒后离去。值日生打扫好室内卫生,关好水电门窗,防止发生安全事故。

第一篇
医学免疫学实验

实验一　凝集反应

颗粒性抗原与相应抗体以合适的比例发生特异性反应时，在一定温度和电解质存在的条件下，形成肉眼可见的凝集物，称为凝集反应(agglutination)。颗粒性抗原与相应抗体在一定的条件下，直接反应产生凝集现象，称为直接凝集反应。将可溶性抗原或抗体吸附于与免疫无关的载体表面，然后与相应的抗体或抗原反应，形成肉眼可见的凝集物，称为间接凝集反应。其中将抗体吸附于载体表面检测抗原的间接凝集反应，称为反向间接凝集试验。

一、ABO 血型测定(玻片凝集反应)

【实验原理】

红细胞表面有血型抗原 A 和/或 B，当与相应的抗体(抗 A、抗 B)相遇时，在一定条件下反应，形成肉眼可见的凝集物。常采用玻片凝集反应。

【材料与仪器】

1.标准抗 A 和抗 B 血清、生理盐水(NS)、碘酒、75%酒精。

2.洁净载玻片、试管、无菌采血针、消毒棉签等。

【实验方法】

1.制备红细胞悬液：碘酒、酒精消毒无名指指端，用灭菌采血针采血，滴入加有 0.5ml 生理盐水的试管中，混匀，制成红细胞悬液。

2.取洁净载玻片一张，在载玻片两端分别加入抗 A、抗 B 血清各一滴。

3.加红细胞悬液各一滴，混匀，10～15min 内观察结果，出现凝集物为凝集反应阳性。

4.必要时在低倍镜下观察凝集现象(图 1-1)。

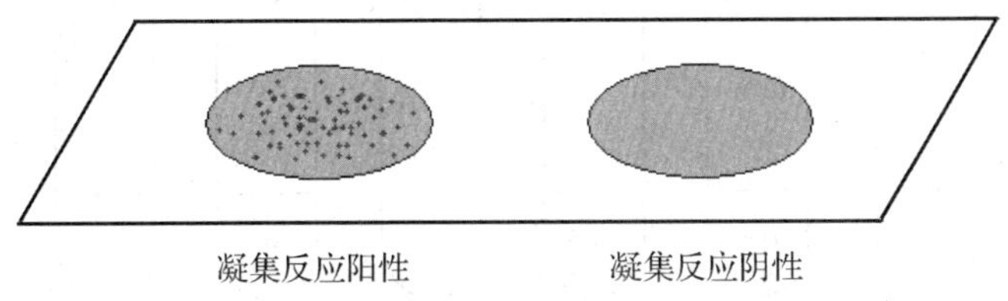

凝集反应阳性　　凝集反应阴性

图 1-1　玻片凝集反应

【实验结果】

与抗 A 血清发生凝集者为 A 型血；与抗 B 血清发生凝集者为 B 型血；与抗 A、抗 B 血清均发生凝集者为 AB 型血；与抗 A、抗 B 血清均不发生凝集者为 O 型血。

【思考题】

1.A 血型的人含有哪种抗体？位于什么部位？AB 血型的人含有什么抗原？位于什么部位？

2.试举例说明玻片凝集反应的其他临床应用。

二、试管凝集反应

【实验原理】

用已知的抗原与不同稀释度的血清进行反应,根据凝集现象判断血清中相应抗体的滴度,如肥达反应。

【材料与仪器】

1.伤寒患者血清(1:10稀释)、伤寒杆菌O和H抗原菌液、甲型和乙型副伤寒杆菌“H”菌液、生理盐水。

2.试管、试管架、滴管、吸管等。

【实验方法】

1.取清洁小试管32支,排成四排,分别标记序号及“O”、“H”、“甲H”及“乙H”等字。

2.用1ml吸管吸取生理盐水,每管加入0.5ml。

3.在每一排的第一支试管中都加入伤寒患者(1:10稀释)血清0.5ml,吹吸混匀。

4.倍比稀释每排血清,即从已加有血清的第一管中吸取0.5ml,加入第二管,混匀后吸取0.5ml加入第三管,混匀后吸取0.5ml加入第四管,混匀后……直至第七管,混匀后吸取0.5ml弃去,第八管不加血清作为实验对照管(图1-2)。此时,每排每管的容量均为0.5ml,第一管至第七管的稀释倍数依次为1:20,1:40,1:80,1:160……1:1280。

5.分别吸取伤寒杆菌O菌液0.5ml,加入第一排的各试管中;分别吸取伤寒杆菌H菌液0.5ml,加入第二排的各试管中;分别吸取甲型副伤寒杆菌H菌液0.5ml,加入第三排的各试管中;分别吸取乙型副伤寒杆菌H菌液0.5ml,加入第四排的各试管中。此时,每排各试管的血清稀释度依次为1:40,1:80……1:2560。

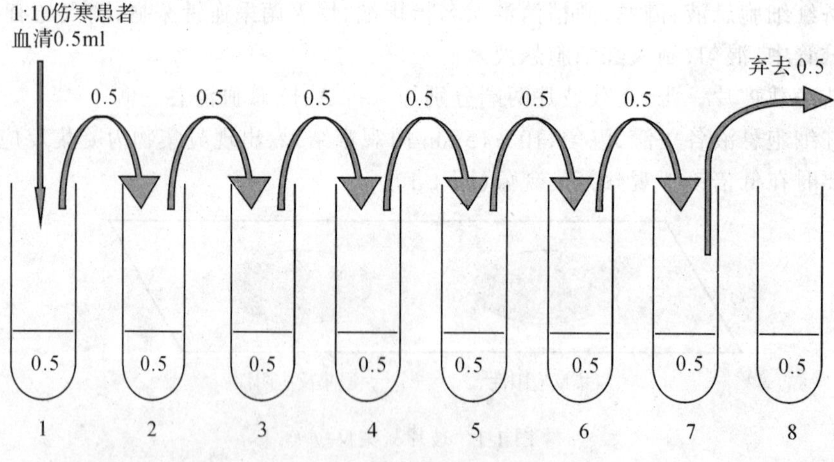

图1-2 血清倍比稀释法

6.将各试管振荡混匀,连同试管架置于56℃水浴箱中水浴2~4h。

7.小心取出试管架,手持试管(切记不要混匀)对光观察试管内液体混浊度与管底沉淀物的性状,以判断结果(表1-1)。

【实验结果】

第八管对照管为阴性反应,以“++”阳性反应的最高稀释倍数为血清抗体的效价。

表 1-1　试管内液体混浊度与管底凝集物的性状

阳性反应	上层液体混浊度	管底凝集物
+ + + +	完全澄清	凝集块很多,全部沉于管底
+ + +	微呈混浊	凝集块明显,大部分沉于管底
+ +	稍混浊	凝集块较多,中等量沉于管底
+	较混浊	凝集块较少,少部分沉于管底
−	混浊	没有凝集块,细菌沉于管底呈小圆点状

【思考题】

1.试述肥达反应的判断标准。

2.阴性反应的试管为什么是均匀混浊的?

实验二　沉淀反应

可溶性抗原与相应抗体以合适的比例发生特异性反应时,在一定温度和电解质存在的条件下,形成肉眼可见的沉淀物,称为沉淀反应。沉淀反应的抗原可以是多糖、蛋白质、脂类等。

一、双向免疫琼脂扩散

【实验原理】

双向免疫琼脂扩散(double immunodiffusion)是指可溶性抗原与相应抗体在半固体琼脂介质中相互扩散,彼此相遇后形成一定类型的特异性沉淀线。沉淀线的特征与位置取决于抗原抗体的特异性、相互间比例,及其分子大小和扩散速度。依据沉淀线的形态、清晰度及位置可了解抗原或抗体的若干性质,如浓度、特异性等(图 2-1)。

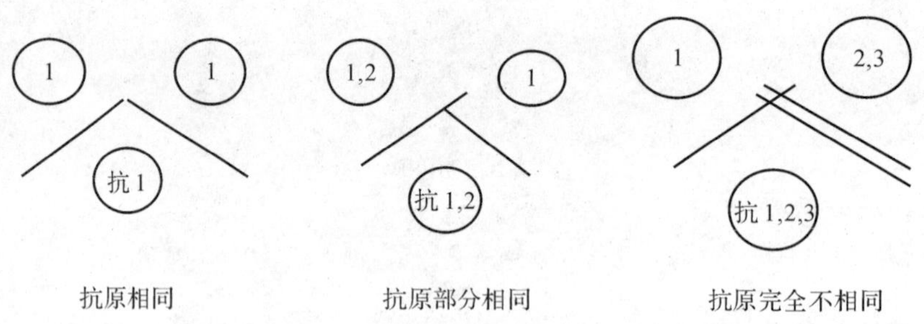

图 2-1　双向琼脂扩散沉淀线

【材料与仪器】

1. 1%盐水琼脂(生理盐水配制)管(每管约 4～5ml)、抗 HBsAg 抗体(诊断血清)、HBsAg 阳性血清、待检血清甲、待检血清乙、HBsAg 阴性血清、生理盐水。

2. 载玻片、打孔器及打孔模板、微量加样器及塑料吸头、湿盒、温箱。

【实验方法】

1. 融化 1%盐水琼脂。

2. 将载玻片置于水平桌面上,倾注已融化琼脂约 4ml,使成厚度约为 1.5mm 的琼脂板(注意:倾注速度不要过快,以免琼脂溢出载玻片;倾注过程务必连续,以保证琼脂板均匀、平滑)。

3. 琼脂凝固后,将梅花型打孔模板置于琼脂板下,然后用打孔器打孔。

4. 如图 2-2 所示,用微量加样器分别加各样品材料 10μl 于各孔中。注意每加一样品均需更换吸头,以防止交叉污染,影响实验结果。

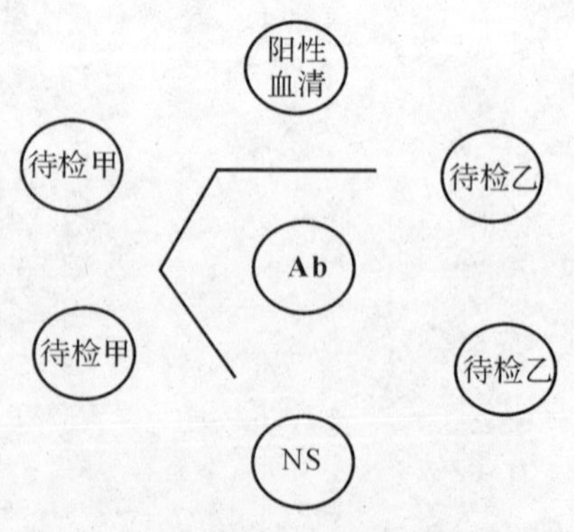

图 2-2　双向琼脂扩散实验结果

5.作好标记,放入湿盒中,置37℃温箱,24h后观察结果。

【实验结果】

待检阳性血清、阳性对照血清与抗体之间形成融合性沉淀孤,说明两孔中抗原相同,即阳性待检血清为HbsAg阳性。生理盐水阴性对照与抗体之间不应出现白色沉淀线,否则,试验无效。

二、对流免疫电泳技术

【实验原理】

对流免疫电泳(counter immunoelectrophoresis)是一种将双向琼脂扩散和电泳技术结合在一起的方法。大多数抗原为蛋白质,在碱性环境下带负电,电泳时从负极向正极移动。抗体属球蛋白,所带的负电少,相对分子质量较大,电泳力小,在电场中的电渗作用下,由正极向负极移动。这样使Ag/Ab定向对流,发生反应,短时间内出现肉眼可见的沉淀线。根据沉淀线的数量、位置,分析标本中所含抗原的性质。

【材料与仪器】

1.1%离子琼脂(在pH8.6巴比妥缓冲液中加入等量蒸馏水,再加入1%琼脂。溶解后用脱脂棉过滤,分装,实验前加热溶解备用)。

2.抗HBsAg抗体(诊断血清)、HBsAg阳性血清、待检血清甲、待检血清乙、HBsAg阴性血清、生理盐水。

3.微量加样器及塑料吸头、尖吸管及橡皮吸头、载玻片、打孔器、打孔模板。

4.电泳槽、电泳仪(将pH8.6巴比妥缓冲液注入电泳槽内,并将滤纸裁至适当长度和宽度以备搭桥使用)。

【实验方法】

1.将融化的1%离子琼脂4~5ml倾注于玻片上制成琼脂板。

2.待琼脂板冷却凝固后,按照打孔模板用打孔器打孔(图2-3),并用微量加样器加样,各孔中加入各样本10μl。

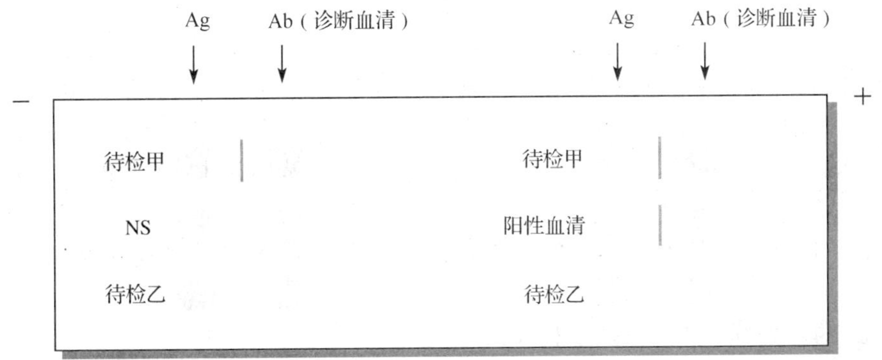

图2-3 对流免疫电泳

3.将琼脂板置于电泳槽内,注意加抗原标本的一侧应放负极,并将已浸透缓冲液的滤纸一端覆盖于琼脂板两侧各约0.5cm,另一端浸于电泳液中。

4.接通电源,电压、电流及电泳时间应视仪器性能而定。一般地,电压6 V/cm,电流每板20mA,泳动时间1~2h。

5.电泳完毕,关闭电源,取出琼脂板,观察结果。

【实验结果】

根据沉淀线的位置,参照阳性对照,判断结果。阴性对照不应出现沉淀线,否则实验无效。

三、单向免疫琼脂扩散试验

【实验原理】

将一定量的抗体混合于琼脂内,倾注于玻片上,凝固后打孔,并在孔中加入定量的抗原,使可溶性抗原在半固体琼脂介质中向四周扩散,在比例合适处形成白色沉淀环。沉淀环的直径大小与抗原的浓度成正比。根据事先由标准抗原浓度绘制的标准曲线,可以求出未知标本中的抗原含量。此方法可检测正常人群或患者血清中各 Ig 和各补体成分的水平,是一种定量试验。

【材料与仪器】

1.2%离子琼脂或生理盐水琼脂(含 2% NaN_3)、标准马抗人 IgG 血清(抗体)、工作标准参考蛋白、pH7.2 PBS。

2.打孔器(孔径 3mm)及打孔模板、微量加样器及塑料吸头、尖吸管及橡皮吸头、载玻片、湿盒(附湿纱布或泡沫塑料)。

3.已制备好的含有 1%马抗人 IgG 抗体的琼脂板、1:50 稀释的待检血清标本。

【实验方法】

(一)标准曲线的制备

1.融化 2%生理盐水琼脂,并置 56~60℃水浴中平衡备用。

2.稀释抗体:用 pH7.2 的 PBS 稀释标准抗人 IgG 抗体,终浓度为抗体效价的一倍(例如,血清效价为 1:140,原浓血清即应按 1:70 稀释),并分装试管,其分装量应与 2%盐水琼脂量相等。

3.制备琼脂板:将已稀释的马抗人 IgG 抗体于 56℃水浴中预热约半分钟,再混合于已融化并维持 56~60℃的 2%盐水琼脂管中,用拇指将管口堵紧,翻转试管 1~2 次,将抗体与琼脂混合均匀(注意:抗体与琼脂混合时切勿产生气泡),即刻倾注于玻片上,待凝。

4.打孔:将琼脂板置于模板上,在同一直线上用打孔器打孔 5 个,孔距为 10mm。

5.稀释不同浓度的标准参考蛋白(工作标准):应根据制品说明进行稀释,例如,工作标准中免疫球蛋白含量 IgG 为 100U/ml,80.4μg/U,其稀释范围为 1:10、1:20、1:40、1:80 及 1:160。

6.加样:将已稀释的不同浓度的工作标准蛋白每孔依次用微量加样器加入 10μl(图 2-4)。

(注意:每一稀释度均应更换塑料吸头。)

7.将加样后的琼脂板放入湿盒中,置 37℃温箱,24h 后观察结果。

8.用量角规测量并记录沉淀环直径,然后以沉淀环直径为纵坐标,以标准蛋白量(U/ml)为横坐标,绘制成标准曲线(图 2-5)。

(二)人血清中 IgG 正常值的测定

1.将已制备好的抗体琼脂板置于打孔模板上,每一琼脂板可打孔 4 个(孔径 3mm,孔距

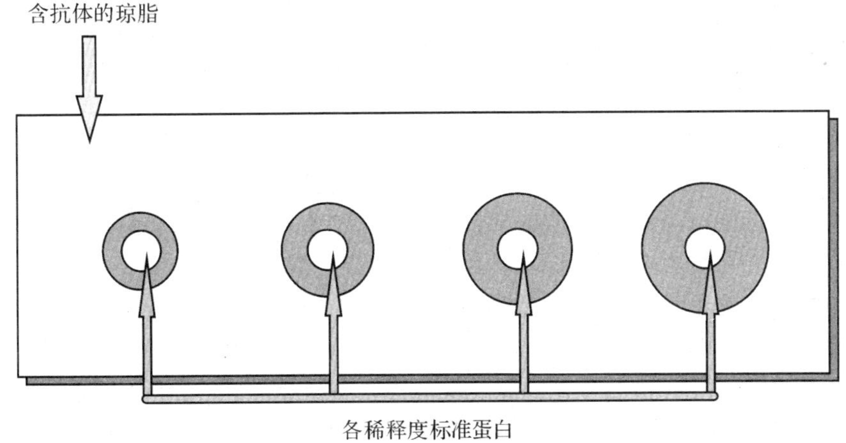

图 2-4 单向免疫扩散示意图

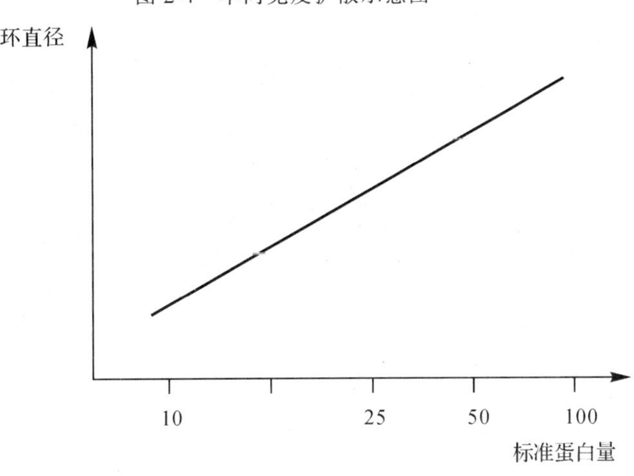

图 2-5 抗原标准曲线

10mm)。

2. 将待检正常人血清用 pH7.2 PBS 溶液分别作 1∶50 稀释。

3. 用微量加样器分别取 1∶50 稀释的待检血清标本 10μl 加入孔中，每份标本应各加两孔。（注意：吸取每份标本后均应更换塑料吸头。）

4. 做好标记，放入湿盒中，置 37℃ 温箱，24h 后观察结果。

【实验结果】

测量各份标本的沉淀环直径并记录结果，然后用标准曲线测出每份标本所含 IgG 的量 (U/ml)，并换算为 mg/ml。

统计全实验室实验结果，并计算出均值，写出较完整的实验报告。

四、免疫电泳

【实验原理】

免疫电泳法(immunoelectrophoresis)是一种将凝胶电泳与双向免疫扩散两种技术相结合的实验方法。在电场作用下，标本中各组分因电泳迁移率不同而分成区带，然后沿电泳平行方向将凝胶挖一沟槽，将抗体加入沟槽内，使抗原与抗体相互扩散而形成沉淀线。根据沉淀线的数量、位置及形状，分析标本中所含各组分的性质。本实验常用于抗原分析及免疫性疾病的诊断。

【材料与仪器】

1.1%离子琼脂(在 pH8.6 巴比妥缓冲液中加入等量蒸馏水，再加入 1%琼脂，溶解后用脱脂棉过滤，分装备用。实验前加热融化置 56～60℃水浴箱中平衡温度后使用)、待检血清、人 IgG(1mg/ml)、抗人全血清抗体。

2.免疫电泳用玻片、微量加样器及塑料吸头、尖吸管及橡皮吸头、打孔器、解剖刀、尺、打孔模板、湿盒等。

3.电泳槽、电泳仪(将 pH8.6 巴比妥缓冲液注入电泳槽内，注意正负极各槽内所加入的量应在同一水平，将滤纸裁至适当长度和宽度以备搭桥使用)。

【实验方法】

1.将融化的 1%离子琼脂倾注于玻片上制成琼脂板。

2.琼脂板冷却凝固后，按照模板于挖槽线上下两侧各打一个孔，并分别用微量加样器加入待检血清及人 IgG 各 15μl。

3.将琼脂板置于电泳槽内，注意电泳标本应放负极“－”一侧，并将已浸透缓冲液的滤纸一端覆盖于琼脂板两侧各约 0.5cm，滤纸另一端浸于电泳液中。

4.接通电源，电压、电流及电泳时间应视仪器性能而定。一般情况下，电压 6V/cm，电流每板 20mA，泳动时间 1～2h。

5.电泳完毕，关闭电源，取出琼脂板，按模板位置用解剖刀挖横槽。用特制尖吸管加入抗人全血清抗体。

6.将琼脂板置于湿盒中，于 37℃温箱中扩散 24h。

【实验结果】

根据沉淀弧的位置及形状，参照免疫球蛋白迁移范围示意图(图 2-6)，识别主要免疫球蛋白。

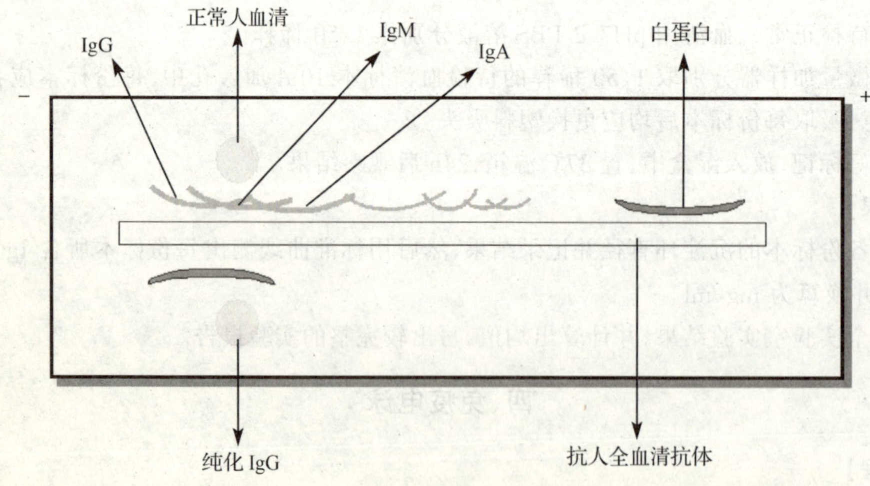

图 2-6 免疫球蛋白迁移范围示意图

实验三 巨噬细胞吞噬功能检测

【实验原理】

吞噬细胞包括单核巨噬细胞和中性粒细胞,具有对异物(如细菌、绵羊红细胞、鸡红细胞等)进行吞噬和消化的功能,在机体固有性免疫中发挥重要作用。小鼠腹腔内注射淀粉,可刺激巨噬细胞的聚集。3天后小鼠腹腔内注入鸡红细胞(抗原)悬液,1h后解剖收集腹腔巨噬细胞,染色、镜检可观察巨噬细胞对鸡红细胞的吞噬现象。通过计算吞噬百分比或吞噬指数可测定吞噬细胞的吞噬功能。

【材料与仪器】

1.小鼠、PBS缓冲液、8%淀粉溶液、5%鸡红细胞、瑞氏染液。

2.剪刀、镊子、注射器、尖吸管及橡皮吸头、小试管、载玻片、普通光学显微镜、镜油、擦镜纸等。

【实验方法】

1.实验准备:用无菌注射器吸取8%淀粉2ml,注射于小鼠腹腔内。

2.3天后,小鼠腹腔内注射5%鸡红细胞悬液2ml,让其活动1h。

3.将小鼠用颈椎脱臼法处死,解剖暴露腹腔,于腹腔靠上部位,用镊子轻轻夹起腹膜,将腹膜剪一小口,用尖吸管注入2~3ml预温的PBS,同时用手反复揉搓腹腔约1~2min,以便尽可能多地冲洗出小鼠腹腔的巨噬细胞。

4.用尖吸管吸取腹腔液,置一洁净试管内。

5.用尖吸管将腹腔液吹打均匀(尽量避免产生气泡),取腹腔液涂片,自然干燥。

6.瑞氏染色:瑞氏染液2~3滴,染1min,直接滴加蒸馏水6~8滴,染6min,以蒸馏水冲洗。吸水纸吸干,油镜下观察巨噬细胞吞噬鸡红细胞现象。

【实验结果】

观察到小鼠腹腔巨噬细胞对鸡红细胞的吞噬现象(图3-1),计算吞噬百分比,即每100个吞噬细胞中吞噬有鸡红细胞的吞噬细胞数。也可用吞噬指数表示,即将100个吞噬细胞中所吞噬鸡红细胞的总数除以100。吞噬百分比和吞噬指数一般是平行的。

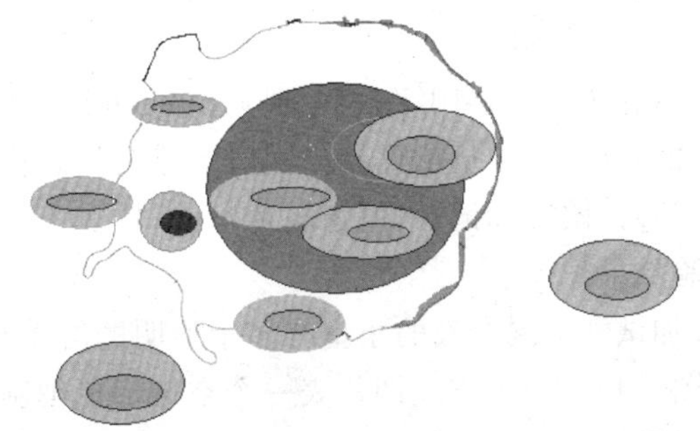

图3-1 巨噬细胞吞噬鸡红细胞现象

【思考题】

1.实验前3天为何要在小鼠腹腔内注射2ml 8%淀粉溶液?

2.你观察到的鸡红细胞形态有何特点?

实验四 溶血空斑试验(小室液相法)

【实验原理】

溶血空斑试验,又称空斑形成细胞(plague forming cell,PFC)试验,是一种体外检测抗体形成细胞的方法。将经绵羊红细胞(SRBC)免疫的小鼠脾细胞(含有抗体形成细胞,PFC)与一定量的绵羊红细胞和补体混合孵育。PFC所分泌的抗体和绵羊红细胞结合形成抗原抗体复合物,在补体作用下可使绵羊红细胞溶解,在特制的小室内形成肉眼可见的溶血空斑。一个空斑即代表一个抗体形成细胞(浆细胞)。

【材料与仪器】

1.小鼠、5%和15% SRBC(绵羊红细胞)、补体(经SRBC吸收,临用时稀释成1:6浓度)、Hank's液。

2.解剖器械、试管、1ml吸量管、洁净无脂载玻片、石蜡、微量加样器及吸嘴、100目不锈钢网、尼龙网、平皿、双面胶带、注射器。

3. 37℃孵箱、离心机、普通光学显微镜。

【实验方法】

1.免疫小鼠及脾细胞悬液的制备:取5% SRBC 0.4ml小鼠腹腔注射,4天后颈椎脱臼法处死,取出脾脏置于100目不锈钢网上,在已加入7ml Hank's液的平皿中研磨,尼龙网过滤至试管,混匀,1000r/min离心10min。用Hank's液洗两次,最后将沉淀的脾细胞重悬于1ml Hank's液中,即为浓度约1×10^7/ml的脾细胞悬液。

2.制作小室:取洁净无脂载玻片(75mm×25mm)两张,用双面胶带在载玻片两端和中间各粘一条,将两张同样的载玻片紧密地粘在一起,即形成两个小室(图4-1)。将此双层玻片的一侧长边浸入融化的石腊池中以封闭小室的一边(无需浸入过深,以能封闭小室边缘为准)。

3.制备小室灌注混合液:

试管1:取1×10^7/ml脾细胞悬液50μl、15% SRBC 50μl、1:6补体50μl、Hank's液250μl;

试管2:取1×10^7/ml脾细胞悬液50μl、15% SRBC 50μl、Hank's液300μl。

混匀后,用微量加样器分别取上述两只试管中的混合液灌注两个小室(尽量避免产生气泡),蜡封,做好标记,平放于玻片盘内,置37℃孵箱孵育45min~1h后,观察结果。

【实验结果】

加试管1混合液的小室有多个透明的溶血空斑形成,加试管2混合液的小室(对照)没有(图4-1)。一个空斑即代表一个空斑形成细胞(抗体形成细胞)。

【思考题】

1.观察结果时,如何辨别空斑与气泡?

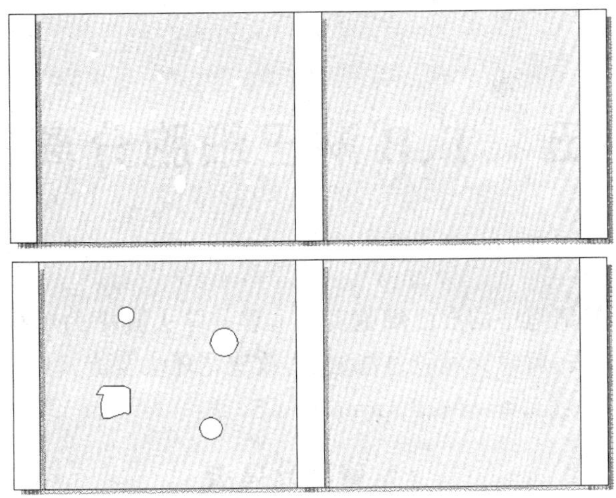

图 4-1 空斑形成细胞实验结果
上图为气泡,下图为空斑形成;左为实验管,右为对照管

2. 为何说一个空斑即代表一个空斑形成细胞?

3. 在本实验中,抗体、抗原各是什么?

实验五 T、B 淋巴细胞分离技术

分离外周血单个核细胞中的淋巴细胞实质上就是除去其中的单核细胞，常用的方法有玻璃黏附法、磁珠分离法、葡聚糖凝胶过滤法、E-玫瑰花环法及流式细胞术（荧光激活细胞分离仪分离法，fluorescence-activated cell sorter，FACS）等。

一、磁珠分离法

【实验原理】

将吸附有特异性抗体（如抗 CD3、抗 CD4、抗 CD8 等）的铁颗粒（磁珠）与细胞悬液混合，则具有相应抗原的细胞与磁珠上的特异性抗体结合。将此反应管置于磁场中，因受磁场的吸引，携带有相应细胞的磁珠被吸附在靠近磁铁的管壁上，弃去细胞悬液，重新解离细胞与磁珠，即获得高纯度的目的细胞（图 5-1）。

免疫磁珠法分为正选法和负选法。选择与磁珠结合的细胞作为要分离获得的目的细胞称为正选法（positive）（图 5-1）；选择游离于上清液的细胞作为所要分离获得的目的细胞称为负选法（negative）（图 5-1）。一般而言，负选法比正选法所需的磁珠用量大。

本实验以小鼠造血干细胞/祖细胞免疫磁性分离为例：包被了链霉亲和素（streptavidin）的磁珠通过链霉亲和素与生物素标记的单抗结合，单抗与细胞表面相应抗原特异性结合而使细胞被磁珠间接捕获，从而达到分离。

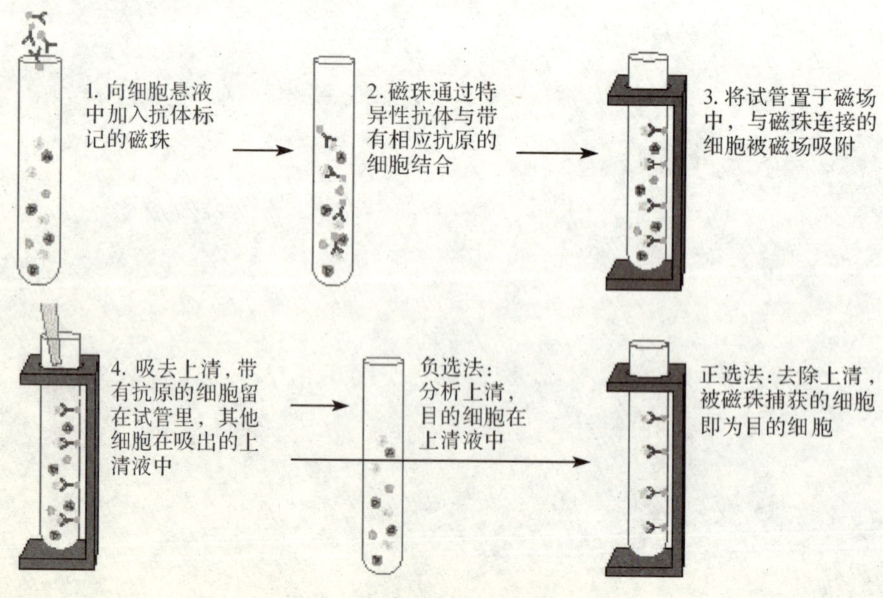

图 5-1 磁珠法分离细胞示意图

【材料与仪器】

1.外周血单个核细胞(PBMC)、包被了链霉亲和素(streptavidin)的磁珠(BD™ IMag 产品)、生物素标记的单抗(biotin-mAb)(BD™ IMag 产品)。

2.磁铁、水浴箱、离心机、微量移液器、倒置显微镜等。

【实验方法】

1.取小鼠骨髓,用 BD 染色液制成约 2×10^8 单细胞悬液。

2.阻断:加入 Ms Fc BlockTM,置冰上 15min,0.25mg/10^6 细胞。

3.加 biotin-mAb 于 Lineage Panel 中,每种 2ml/10^6 细胞,置冰上 15min。

4.IMag buffer 洗涤,加 Streptavidin 磁珠,5ml/ 10^6 细胞,6~12℃ 30min。

5.放入磁场中 8min,将上清小心吸出、收集。

6.试管移出磁场,加缓冲液重悬阳性片断,反复吹吸后放入磁场 8min。

7.小心吸出上清,收集。

8.重复上两步操作。

9.收集的上清中即为通过阴性分离法得到的造血干/祖细胞。

收集的试管中被磁珠捕获的细胞即为通过阳性分离法得到的细胞。

【实验结果】

得到目的细胞。

【思考题】

1.如果采用磁珠分离法分离 T 淋巴细胞,可用吸附有哪些特异性抗体的磁珠?分离 B 淋巴细胞呢?

2.磁珠是用什么材料制作的?

二、流式细胞仪分离法

流式细胞术(flow cytometer,FCM)是一种在功能水平上对单细胞或其他生物粒子进行定量分析和分选的检测手段,它可以高速分析上万个细胞,并能同时从一个细胞中测得多个参数,具有速度快、精度高、准确性好等优点,已成为当代最先进的细胞定量分析技术。本实验以间接免疫荧光标记法为例。

【实验原理】

因淋巴细胞表面有特征性的抗原或受体表达,故先用特异性鼠源性单克隆抗体与细胞表面相应抗原结合,再用荧光标记的第二抗体结合,经流式细胞仪测定荧光强度和阳性百分率,即可知相应抗原的密度和分布。细胞的分选是通过分离含有单细胞的液滴而实现的。在流动室的喷口上配有一个超高频电晶体,充电后振动,使喷出的液流断裂为均匀的液滴,待测定细胞就分散在这些液滴之中。将这些液滴充以正负不同的电荷,当液滴流经带有几千伏特的偏转板时,在高压电场的作用下偏转,落入各自的收集容器中,不予充电的液滴落入中间的废液容器,从而实现细胞的分离(图 5-2)。

【材料与仪器】

1.特异性鼠抗人单克隆抗体(McAb)(如抗 CD3、抗 CD4 等)、荧光标记的羊抗鼠或兔抗鼠第二抗体、灭活正常兔血清、含 10% FBS 的 RPMI1640 溶液、DPBS、洗涤液、固定液等。

2.玻璃管、塑料离心管、离心机、流式细胞仪、倒置显微镜。

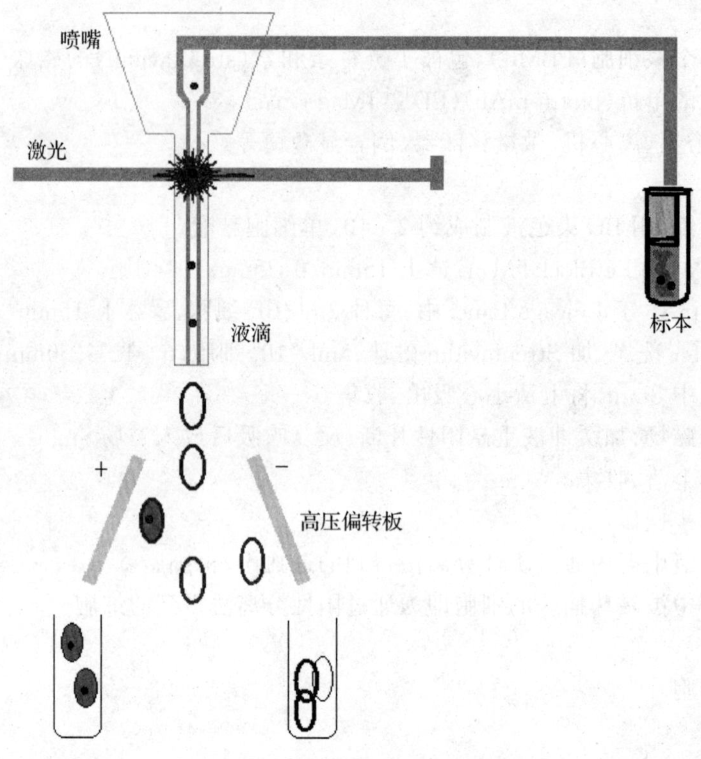

图 5-2 流式细胞仪分离细胞

【实验方法】

1.制备活性高的外周血单个核细胞悬液,用含 10% FCS 的 RPMI1640 溶液调整细胞浓度为 $5\times10^6\sim1\times10^7$/ml。

2.取 40μl 细胞悬液加入预先有特异性鼠抗人 McAb 5～50μl 的小玻璃管或塑料离心管中,再加 50μl 1∶20(用 DPBS 稀释)灭活正常兔血清,4℃ 30min。

3.用洗涤液洗涤 2 次,每次加洗涤液 2ml 左右,1000r/min 离心 5min,弃上清。

4.加入 50μl 工作浓度的羊抗鼠(或兔抗鼠)荧光标记二抗,充分振摇,4℃ 30min。

5.用洗涤液洗涤 2 次,每次加液 2ml 左右,1000r/min 离心 5min。

6.加 1ml 固定液,混匀,上流式细胞仪分选细胞。标本在试管中可保存 5～7 天。

【实验结果】

得到目的细胞。

【思考题】

1.根据流式细胞术的工作原理,试阐述它在其他方面的应用。

实验六　E 玫瑰花环形成实验（外周血 T 淋巴细胞分离技术）

【实验原理】

正常人外周血 T 淋巴细胞表面具有能和绵羊红细胞（SRBC）膜上的糖蛋白相结合的受体，称为 E 受体（CD2 分子），是人 T 细胞所特有的表面标志。E 受体与 SRBC 结合形成玫瑰花样细胞团。本试验可作为人外周血 T 细胞的鉴定和计数，同时作为人细胞免疫功能状态的一个检测指标，也是分离 T 细胞的常用方法之一。

本实验采用 Ficoll 密度梯度离心法分离外周血单个核细胞（PBMC）。淋巴细胞分离液（Ficoll，聚蔗糖-泛影葡胺）比重为 1.077±0.001，是介于 1.075～1.092 之间的等渗密度梯度液。离心后，红细胞最重，沉至管底；多形核白细胞比重在 1.092 左右，沉于红细胞之上、分层液之下；淋巴细胞和单核细胞的比重小于或等于分层液比重，离心后漂浮于分层液的液面上，也可有少部分细胞悬浮在分层液中。吸取分层液液面的细胞，就可从外周血中分离到单个核细胞。淋巴细胞分离液呈中性，不穿过细胞生物膜，因此并不损伤细胞。

【仪器和材料】

1. 比重为 1.077±0.001 的聚蔗糖-泛影葡胺（商品名为淋巴细胞分离液）、pH7.4 的 Hank's 液（无 Ca^{2+}、Mg^{2+}）、含 10% 胎牛血清的 RPMI1640 溶液、0.2% 台酚蓝染色液（用生理盐水或等渗的 PBS 配制）、肝素（用 Hank's 液或生理盐水稀释成 500U/ml）、0.5% SRBC 悬液。

2. 短中试管、毛细滴管、1ml 和 10ml 刻度吸管、注射器、碘酒、75% 酒精、无菌棉球、止血带、血球计数板、普通光学显微镜。

3. 离心机、尖吸管、载玻片、瑞氏（Wright's）染液等。

【实验方法】

1. 在短中试管中加入适量淋巴细胞分离液。

2. 取肝素抗凝静脉血（肝素用量约为 50U/ml 血）与等量 Hank's 液或 RPMI1640 溶液充分混匀，用滴管沿管壁缓慢地将抗凝血混合液叠加于分层液面上，注意保持清楚的界面。水平离心机 2000r/min 离心 20min。

3. 离心后管内分为 4 层，上层为血浆和 Hank's 液，第二层是以单个核细胞为主的白色云雾层狭窄带（图 6-1），还含有血小板，第三层为淋巴细胞分离液，第四层为红细胞。

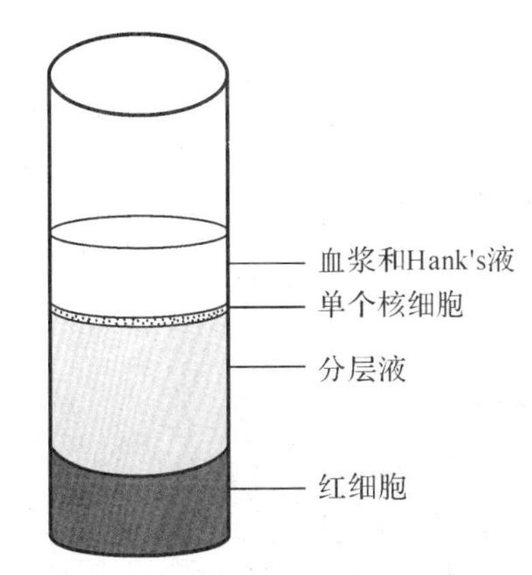

图 6-1　经淋巴细胞分层液分层后的外周血

4. 将毛细滴管插入到云雾层，吸取单个核细胞。置入另一短中试管中,加入 5 倍以上体积的 Hank's 液或 RPMI1640 溶液,1500r/min 离心 10min,共洗涤细胞两次。

5.最后一次离心后,弃上清,加入含有 10%胎牛血清的 RPMI1640 溶液 1ml 重悬细胞,混匀。取一滴细胞悬液与一滴 0.2%台盼蓝染液混合,置于血球计数板上,计数四个大方格内的细胞总数,检测单个核细胞浓度和细胞活力。

6.用 Hank's 液将 PBMC 配制成 10^7/ml 细胞悬液。

7.取 10^7/ml 细胞悬液 0.1ml 加 0.1ml 经 SRBC 吸收的灭活胎牛血清,再加 0.2ml 0.5% SRBC 悬液,混匀,放 37℃ 温箱 5min,500r/min 低速离心 5min,然后放 4℃ 冰箱 2h 或过夜。

8.取出试管,轻轻使沉淀的细胞悬浮,用尖吸管取出一滴置于载玻片上,涂片,自然干燥,瑞氏染色(加染液 1 滴,染 1min,加蒸馏水 5~6 滴,置 6min,蒸馏水冲洗),吸水纸吸干后镜检,观察花环形成。

【实验结果】

1.单个核细胞浓度计算公式为

$$\text{单个核细胞浓度(细胞数/ml 细胞悬液} = \frac{\text{4 个大方格内细胞总数}}{4} \times 10^4 \times 2\text{(稀释倍数)}$$

2.细胞活力检测:死的细胞可被染成蓝色,活细胞不着色。计数 200 个淋巴细胞,计算出活细胞百分率。

$$\text{活细胞百分率} = \frac{\text{活细胞数}}{\text{总细胞数}} \times 100\%$$

用本法分离 PBMC,纯度在 90%以上,收获率可达 80%~90%,活细胞百分率在 95%以上。

3.E 玫瑰花环形成率:计数 200 个淋巴细胞,凡结合 3 个以上 SRBC 者为 E 玫瑰花阳性细胞(图 6-2),求出的百分率即为外周血 T 细胞百分比,正常值为(68±9.9)%。

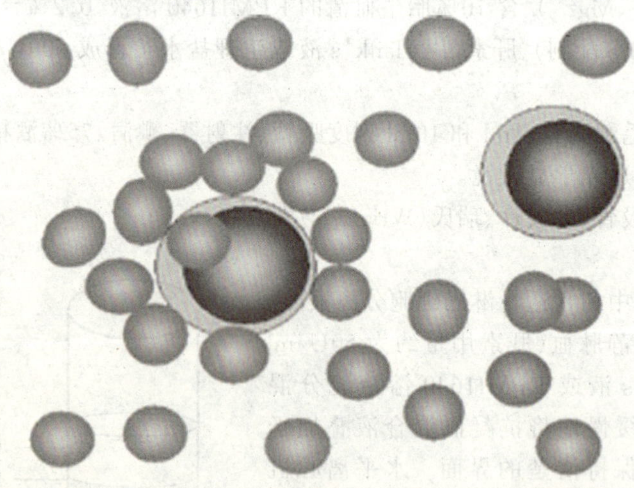

图 6-2 E 玫瑰花环形成

【思考题】

1.分离外周血单个核细胞的意义何在?

2.试述聚蔗糖-泛影葡胺(商品名为淋巴细胞分离液)分离外周血单个核细胞的工作原理。

3.E 玫瑰花环形成率与哪种淋巴细胞有关?其意义何在?

实验七　T淋巴细胞转化试验

【基本原理】

T淋巴细胞在体外培养时，受到有丝分裂原（如PHA、ConA）非特异性刺激后，可出现细胞体积增大、代谢旺盛、蛋白和核酸合成增加等现象，即向淋巴母细胞转化。淋巴细胞转化率的高低可以反映机体的细胞免疫水平，因此可作为测定机体免疫功能的指标之一。

淋巴细胞转化试验方法有形态计数法、MTT法和同位素法三种。

MTT法即四甲基偶氮唑盐微量酶反应比色法。MTT是一种噻唑盐，化学名为3-(4,5-二甲基-2-噻唑)-2,5-二苯基溴化四唑，水溶液为黄橙色。T淋巴细胞受到PHA作用后发生增殖活化，其胞内线粒体琥珀酸脱氢酶活性相应升高，MTT作为其底物参与反应，形成蓝色的甲臜（Formazan）颗粒沉积于细胞内或细胞周围，经盐酸-异丙醇溶解后为蓝色溶液，可用酶标测定仪测定细胞培养物的OD值，测定波长为570nm。根据OD值的大小计算反应体系中细胞增殖程度。

^{3}H-TdR掺入法即氚标记胸腺嘧啶核苷掺入法。T淋巴细胞在PHA刺激下，从G_0期进入G_1期，并合成蛋白质、RNA和DNA前体物质等，为DNA复制准备物质基础，然后进入S期，细胞合成DNA量倍增，此时若在培养液中加氚标记的DNA前体（^{3}H胸腺嘧啶核苷，^{3}H-TdR），后者即掺入新合成的DNA中，根据掺入的多少推测细胞增殖程度。

目前，临床上常选用PHA刺激外周血单个核细胞（PBMC），根据形态学或^{3}H-TdR掺入率测定T细胞的增殖水平。

【材料与仪器】

1. PBMC（外周血单个核细胞）、含10%小牛血清的RPMI1640培养液、植物血凝素（PHA）（用RPMI1640液配成1mg/ml，分装小瓶，冷冻保存）、MTT（1mg/ml）、氚标记胸腺嘧啶核苷（^{3}H-TdR）、闪烁液PPO（2,5-二苯基噁唑）3～5g（POPOP[1,4-双苯]0.3～0.5g溶于1000ml二甲苯中）、2.5%碘酒及75%酒精、Hank's液。

2. 无菌尖吸管和刻度吸量管、无菌解剖器械、96孔平底培养板、血球计数板、100目不锈钢网、试管。

3. CO_2培养箱、酶标测定仪、细胞收集仪、β液闪仪、显微镜。

【实验方法】

1. （无菌操作）从肝素抗凝血中分离外周血单个核细胞，洗涤后用10%小牛血清RPMI1640调整细胞数为$(1\sim2)\times10^6$/ml，加入PHA使最终浓度为2μg/ml，同时做不加PHA的阴性对照孔。

2. 上述细胞混合液加入96孔平底培养板中，每孔0.1ml，将培养板放入含有5% CO_2的37℃培养箱中培养。

3. 三种不同的淋转实验方法如下：

(1)形态法:取上述培养 72h 后的细胞作涂片,自然干燥,瑞氏染色(加染液 1 滴,染 1min,加蒸馏水 5~6 滴,置 6min,蒸馏水冲洗,吸水纸吸干),镜检。

(2)MTT 法:在上述培养 72h 前 4~6h,在培养板各孔内加入 1mg/ml MTT 液,10μl/孔,37℃培养 6h。各孔内加入 0.01mol/L 盐酸-异丙醇 110μl,30min 内(或加 2%SDS 100μl/孔,过夜)用酶标测定仪测 OD 值,测定波长为 570nm。

(3)^{3}H-TdR 掺入法:在上述培养 56h 后,于培养板各孔内加入 0.5~1μci/ml ^{3}H-TdR(50μl),继续培养 16h。用多头细胞收集仪收集样品于"9999"型玻璃纤维滤纸上,烤干后用 β 液闪仪计数,记录每分钟脉冲数(cpm)或刺激指数(SI)。

【实验结果】

(1)计算淋巴细胞转化率(形态法):分别计数淋巴细胞、过渡型母细胞和核有丝分裂相细胞,后两者为转化细胞(图 7-1),每份标本计数 200 个细胞,按下列计算转化率:

$$\text{转化率} = \frac{\text{转化的淋巴细胞数}}{\text{转化的淋巴细胞数} + \text{未转化的淋巴细胞数}} \times 100\%$$

(2)测定转化值(MTT 法):将实验组和对照组各三个孔的 OD 值取平均值。

$$\text{转化值} = \text{实验组的平均 OD 值} - \text{对照组的平均 OD 值}$$

(3)^{3}H-TdR 掺入法实验结果可直接用 cpm 值表示增殖水平;或用刺激指数(SI)表示,即分别算出 3 个实验孔和 3 个对照孔的均值再进行计算,计算公式为:

$$SI = \frac{\text{PHA 实验孔 cpm 均值} - \text{机器本底}}{\text{对照孔 cpm 均值} - \text{机器本底}}$$

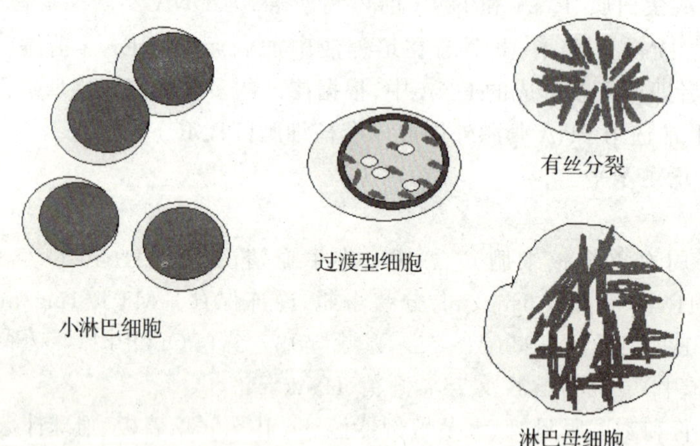

图 7-1 T 淋巴细胞转化实验

【思考题】

1. 外周血单个核细胞包括哪些细胞?
2. 能被 PHA 刺激而增殖的是什么细胞?PWM、ConA 呢?
3. 细胞增殖时需要什么原料?

实验八　酶联免疫吸附试验(ELISA)

【实验原理】

酶联免疫吸附试验(enzyme linked immunosorbent assay,ELISA)的基本原理是:由于抗原、抗体的反应在一种固相载体——聚苯乙烯微量滴定板的孔中进行,每加入一种试剂孵育后,可通过洗涤除去游离的反应物,从而保证实验结果的特异性与稳定性,且最后结合在固相载体上的酶量与标本中受检物质的量成一定的比例。加入酶反应的底物后,底物被酶催化变为有色产物,产物的量与标本中受检物质的量直接相关,故可根据颜色反应的深浅进行定性或定量分析。由于酶的催化效率很高,从而使该测定方法具有高敏感度。具体的方法较多,有用于检测抗体的间接法(图 8-1)、用于检测抗原的双抗体夹心法(图 8-2)以及用于检测小分子抗原或半抗原的抗原竞争法等等。比较常用的是 ELISA 双抗体夹心法及 ELISA 间接法。

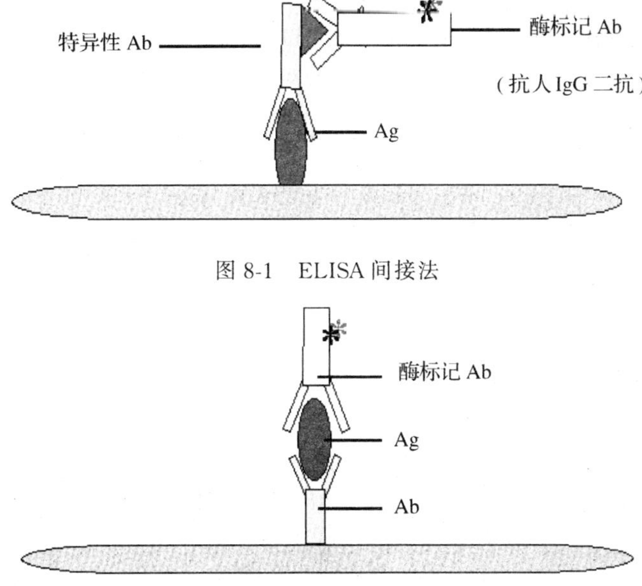

图 8-1　ELISA 间接法

图 8-2　ELISA 双抗体夹心法

【材料与仪器】

1.包被缓冲液(pH9.6 的 0.05mol/L 碳酸盐缓冲液)、洗涤缓冲液(pH7.4 的 0.15mol/L PBS)、底物缓冲液(pH5.0 柠檬酸-磷酸氢二钠)、终止液 2mol/L H_2SO_4、抗原、抗体及酶标记抗体、正常人血清和阳性对照血清、TMB。

2.聚苯乙烯塑料板(简称酶标板)40 孔或 96 孔、ELISA 检测仪、50μl、100μl 微量加样器、塑料滴头、小毛巾、洗涤瓶、小烧杯、玻璃棒、试管、吸管、量筒等。

3.4℃冰箱、37℃孵育箱。

【实验方法】

一、ELISA 间接法

间接法是检测抗体最常用的方法，其原理为：利用酶标记的抗抗体检测已与固相结合的受检抗体，故称为间接法。

1.包被固相抗原：用包被缓冲液将已知抗原稀释至 1～10μg/ml，在每个聚苯乙烯板的反应孔中加 0.1ml，4℃过夜。次日弃去孔内溶液，用洗涤缓冲液洗 3 次，每次 3min，除去未结合的抗原及杂质。

2.加待检标本：加一定稀释度的待检样品（未知抗体）0.1ml 于上述已包被的反应孔中，置 37℃孵育 1h，用洗涤缓冲液洗 3 次，每次 3min，除去未结合的抗体及杂质。同时做空白孔、阴性对照孔及阳性对照孔。

3.加酶标抗抗体：于反应孔中加入新鲜稀释的酶标第二抗体（羊抗人 IgG 抗体、鼠抗人 IgG 抗体等抗抗体）0.1ml，37℃孵育 30～60min，用洗涤缓冲液洗 3 次，每次 3min，最后一次用 DDW 洗涤。

4.加底物溶液显色：于各反应孔中加入临时配制的 TMB 底物溶液 0.1ml，37℃ 10～30min。

5.终止反应：于各反应孔中加入 2mol/L 硫酸 0.05ml。

6.判定结果：直接用肉眼观察结果或在 ELISA 检测仪上测各孔的 OD 值。

本法只要更换不同的固相抗原，可以用一种酶标抗抗体检测各种与抗原相应的抗体。

二、ELISA 双抗体夹心法

双抗体夹心法是检测抗原最常用的方法，操作步骤如下：

1.包被固相抗体：用 0.05mol/L pH9.0 碳酸盐包被缓冲液将抗体稀释至蛋白质含量为 1～10μg/ml。在每个聚苯乙烯板的反应孔中加 0.1ml，4℃过夜。次日，弃去孔内溶液，用洗涤缓冲液洗 3 次，每次 3min，除去未结合的抗体及杂质。

2.加待检标本：加一定稀释的待检样品 0.1ml 于上述已包被之反应孔中，置 37℃孵育 1h。然后用洗涤缓冲液洗 3 次，每次 3min，除去其他未结合的物质。同时做空白孔、阴性对照孔及阳性对照孔。

3.加酶标抗体：各反应孔中，加入新鲜稀释的酶标抗体 0.1ml，37℃孵育 0.5～1h，用洗涤缓冲液洗 3 次，每次 3min，除去未结合的酶标抗体。

4.加底物液显色：于各反应孔中加入临时配制的 TMB 底物溶液 0.1ml，37℃ 10～30min。

5.终止反应：于各反应孔中加入 2mol/L 硫酸 0.05ml。

6.判定结果：直接用肉眼观察结果或在 ELISA 检测仪上测各孔的 OD 值。

根据同样原理，将大分子抗原分别制备固相抗原和酶标抗原结合物，即可用双抗原夹心法测定标本中的抗体。

三、ELISA 双位点一步法

在双抗体夹心法测定抗原时,应用针对抗原分子上两个不同抗原决定簇的单克隆抗体分别作为固相抗体和酶标抗体(图 8-3),在测定时同时加入标本和酶标抗体,既简化了操作,又缩短了反应时间。如应用高亲和力的单克隆抗体,测定的敏感性和特异性也显著提高。单克隆抗体的应用,使测定抗原的 ELISA 提高到新水平。

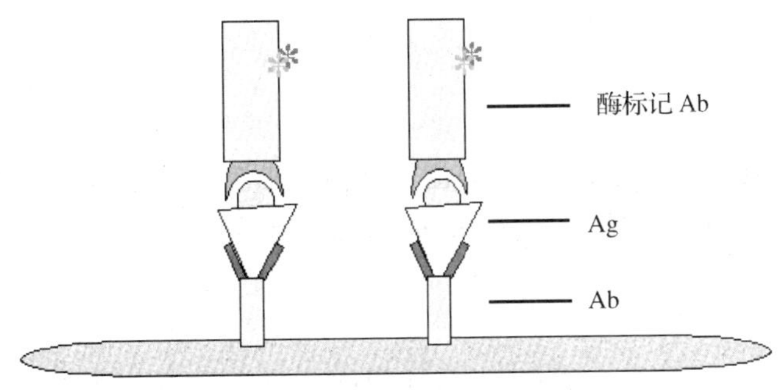

图 8-3 ELISA 双位点一步法

1. 包被固相抗体:用 0.05mol/L pH9.0 碳酸盐包被缓冲液将抗体稀释至蛋白质含量为 1~10μg/ml。在每个聚苯乙烯板的反应孔中加 0.1ml,4℃过夜。次日,弃去孔内溶液,用洗涤缓冲液洗 3 次,每次 3min,除去未结合的抗体及杂质。

2. 加待检标本及酶标抗体:加一定稀释度的待检样品 50μl 及新鲜稀释的酶标抗体 50μl 于上述已包被抗体的反应孔中,37℃孵育 0.5~1h,用洗涤缓冲液洗 3 次,每次 3min。同时做空白孔、阴性对照孔及阳性对照孔。

3. 加底物溶液显色:于各反应孔中加入临时配制的 TMB 底物溶液 0.1ml,37℃ 10~30min。

4. 终止反应:于各反应孔中加入 2mol/L 硫酸 0.05ml。

5. 判定结果:直接用肉眼观察结果或在 ELISA 检测仪上测各孔的 OD 值。

【实验结果】

可于白色背景上,直接用肉眼观察结果。反应孔内颜色越深,阳性程度越强,阴性反应为无色或极浅,依据所呈颜色的深浅,以"+"、"-"号表示。也可测 OD 值:在 ELISA 检测仪上,于 450nm(若以 ABTS 显色,则为 410nm)处,以空白对照孔调零后测各孔 OD 值,若大于规定的阴性对照 OD 值的 2.1 倍,即为阳性。

【思考题】

1. 利用酶标记的抗抗体以检测已与固相结合的受检抗体,这称为什么 ELISA?

2. ELISA 双位点一步法中标记的抗体是特异性的吗?

3. TMB 在 ELISA 中起什么作用?

实验九　B 淋巴细胞抗原识别受体(SmIg)的检测(直接免疫荧光法)

【实验原理】

SmIg 是 B 淋巴细胞的抗原识别受体,也是 B 淋巴细胞特异性的表面标志,用直接免疫荧光法可检查出 SmIg。用荧光素标记的抗 Ig 抗体,在一定条件下与 B 淋巴细胞表面的 Ig 结合,在荧光显微镜下观察,可见 B 淋巴细胞膜上出现荧光。此方法可用来鉴定 B 淋巴细胞。

【材料与仪器】

1.ICR 小鼠、异硫氰酸荧光素(FITC)标记的兔抗小鼠 Ig 抗体、pH7.4 Hank's 液(含 0.1% NaN_3)。

2.100 目不锈钢网、台式离心机、离心管、试管、玻片、吸管及移液管、玻璃平皿。

3.4℃冰箱、荧光显微镜。

【实验方法】

1.采用颈椎脱臼法处死小鼠,解剖取出脾脏,置于 100 目不锈钢网上,放入盛有 6ml Hank's 液的平皿中研磨,混匀。从中吸取 1ml 细胞悬液放入一试管中,加适量 Hank's 液,1000r/min 离心 10min。弃去上清,沉积的细胞恢复 1ml 容积,即为 1×10^7/ml 的细胞悬液。另取一支试管,吸取 1×10^7/ml 的细胞悬液 0.4ml,加 Hank's 液 3.6ml,即为 1×10^6/ml 的细胞悬液。

2.取 2ml 离心管两支,各加入 1×10^6/ml 的细胞悬液 1ml,用台式离心机离心 2000 r/min离心 3min,弃去上清液。一支加入荧光素标记的兔抗鼠 Ig 抗体 100μl,另一支不加抗体作对照,置 4℃冰箱 30min。

3.取出离心管,用 Hank's 液洗涤细胞两次,以去除游离的抗体,最后一次离心后弃去上清液,留少许回流液,混匀,滴片,用荧光显微镜观察。

【实验结果】

荧光显微镜观察,紫外光激发下可见 SmIg 阳性细胞发出环状荧光(图 9-1)或斑点状荧光。用钨丝灯光源透射光照明计数同一视野内的淋巴细胞总数,共计数 200～300 个淋巴细胞,算出其中 SmIg 阳性细胞的百分数。

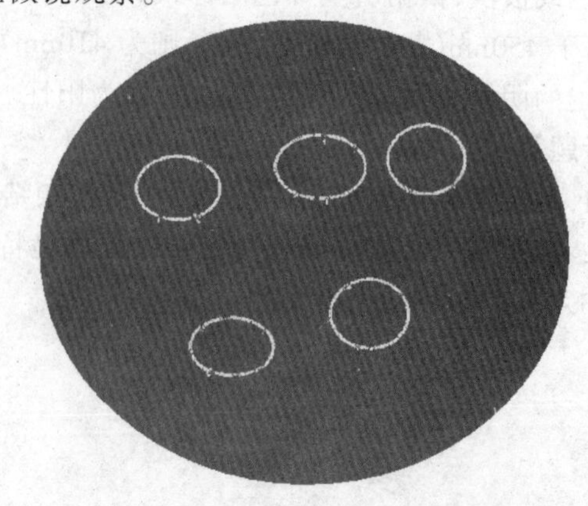

图 9-1　环状荧光的 SmIg 阳性细胞

【思考题】

1.鉴定 T 淋巴细胞可选择哪些膜分子?

实验十 白细胞介素 2 的测定

【实验原理】

白细胞介素 2(IL-2)主要由活化的 T 淋巴细胞产生,又为 T 淋巴细胞增殖所必需,故 IL-2 产生的水平可以反映 T 淋巴细胞的状态。IL-2 不仅是免疫调节重要的研究对象,而且与临床多种疾病密切相关。CTLL 是 C57BL/6 来源小鼠的杀伤性 T 淋巴细胞系,由 Gills 在 1977 年建立,这种细胞只有在 IL-2 存在的培养基中才能生长,因此可作为指示细胞来测定待检样品中 IL-2 的水平。除 CTLL 外,丝裂原活化的 T 淋巴母细胞亦可作为检测 IL-2 活性的指示细胞。常用的方法有^{3}H-TdR 掺入法和 MTT 法,可根据所测的 cpm 值或 OD 值反映活细胞的数量和活性,从而推知待检样品中 IL-2 的水平。

1.^{3}H-TdR 掺入法。细胞增殖的基本条件或前提为细胞质和细胞核的复制,这是正常细胞增殖过程缺一不可的前提。通常一个细胞周期可大致分为四期,即 G_1 期、S 期、G_2 期和 M 期。其中 S 期为 DNA 合成期,主要功能活动为 DNA 合成。^{3}H-TdR,即(甲基-^{3}H)胸腺嘧啶核苷([^{3}H-methyl]thymidine),是 DNA 合成的前体,加入细胞培养液中后被细胞摄取作为 DNA 合成的原料。细胞合成的 DNA 越多,所掺入的^{3}H-TdR 就越多。因此,检测所掺入的^{3}H-TdR 就可反映细胞增殖的程度。因该方法有同位素污染问题,故实用性较差。

2.MTT 法,即四甲基偶氮唑盐微量酶反应比色法。MTT 是一种噻唑盐,化学名为 3-(4,5-二甲基-2-噻唑)-2,5-二苯基溴化四唑,水溶液为黄橙色。小鼠脾细胞受到 ConA 作用后发生增殖活化,其胞内线粒体琥珀酸脱氢酶活性相应升高,MTT 作为其底物参与反应,形成蓝色的甲臜(formazan)颗粒沉积于细胞内或细胞周围,经盐酸异丙醇溶解后为蓝色溶液,可用酶标测定仪测定细胞培养物的 OD 值,测定波长为 570nm。根据 OD 值的大小计算反应体系中细胞增殖程度。

【材料与仪器】

1.10%小牛血清(或 FBS)RPMI1640、IL-2 依赖的 CTLL、^{3}H-TdR、标准 IL-2、MTT、酸性异丙醇、二甲亚砜(DMSO)、二甲苯。

2.“9999”型玻璃纤维滤纸、96 孔平底培养板、细胞收集仪。

3.CO_2 孵箱、ELISA 测定仪、β 液闪仪。

【实验方法】

一、^{3}H-TdR 掺入法

1.CTLL 用 10% FCS RPMI1640 洗涤 2 次,每次用 1000r/min 离心 5min,除去原培养液中的 IL-2。调整 CTLL 细胞悬液为 1×10^{5}/ml。

2.96 孔平底培养板中每孔加 CTLL 悬液 100μl (1×10^{4}/孔)。加入不同稀释度的标准 IL-2 和待测样品,100μl/孔,置 37℃ CO_2 孵箱,培养 18~24h。

3. 每孔加^{3}H-TdR 0.5μci/50μl，培养 4～6h 后，用多头细胞收集仪收获于“9999”型玻璃纤维滤纸上。干燥后，移入液闪瓶中，加入 1ml 闪烁液。用 β 液闪仪测定 cpm 值（每 min 脉冲数）。

二、MTT（四甲基偶氮唑盐）法

1. CTLL 用 10% FCS RPMI1640 洗涤 2 次，每次用 1000r/min 离心 5min，除去原培养液中的 IL-2。调整 CTLL 细胞悬液为 1×10^5/ml。

2. 96 孔平底培养板中每孔加 CTLL 悬液 100μl（1×10^4/孔）。加入不同稀释度标准 IL-2 和待测样品，100μl/孔，每份设 3 个重复孔。置 37℃ CO_2 孵箱，培养 18～24h。

3. 每孔加 10μl MTT（5mg/ml 溶于 PBS），37℃ CO_2 孵箱培养 4h，轻轻吸出 150μl 上清，加入 150μl 二甲亚砜（DMSO）或酸性异丙醇（异丙醇溶于 0.04mol/L HCl 溶液中），溶解 10min，测 OD 值（570nm）。

【实验结果】

1. ^{3}H-TdR 掺入法：将标准的不同浓度 IL-2 和待测样品不同稀释度时所获得的 cpm 值作图，纵坐标采用概率坐标（probit），横坐标为 $\log_2$ 稀释倍数（图 10-1）。从 50%的最高 cpm 值画一横线，取标准和待检斜线的交点，即可计算出待检样品 IL-2 的活性单位。

如标准品 50%最大 cpm 值时为 1U/ml，待测标本 1:4 时为 1U/ml，则原液为 4U/ml。

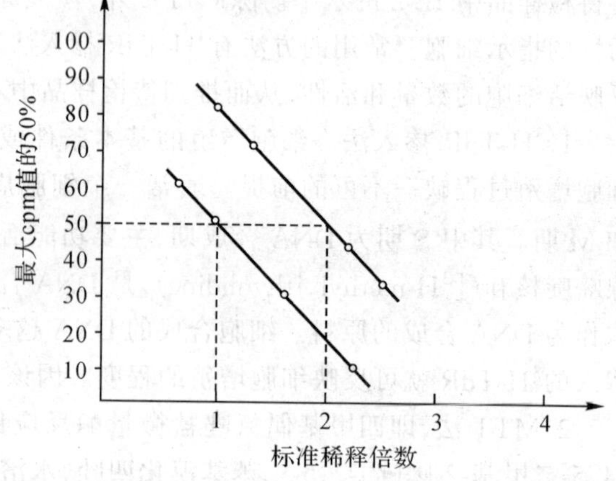

图 10-1 $\log_2$ 稀释倍数

2. MTT 法：将标准 IL-2 不同浓度和待测样品不同稀释度时所获得的 OD 值作图，计算出待检样品 IL-2 的活性单位。

【思考题】

1. 为什么说 IL-2 产生的水平反映了 T 淋巴细胞的状态？

实验十一　NK 细胞杀伤功能测定

【实验原理】

NK 细胞能直接杀伤某些肿瘤细胞、病毒感染靶细胞，在机体杀伤肿瘤、防御感染及免疫调节中发挥重要作用。

NK 细胞的杀伤活性测定常用 4h ^{51}Cr 释放法和 ^{3}H-TdR 释放法。通过将同位素 ^{51}Cr 或 ^{3}H-TdR 掺入到 NK 杀伤的靶细胞 K562(红白细胞、白血病细胞)，按一定细胞比例与效应细胞(NK)孵育，根据细胞上清中靶细胞被杀伤后所释放的 ^{51}Cr 或 ^{3}H-TdR 水平计算出杀伤细胞的杀伤活性。将待检细胞毒性的 NK 细胞与标记的靶细胞混合(比例约为 50∶1 或 100∶1)，靶细胞被杀伤越多，释放到上清液中的游离的 ^{51}Cr 或 ^{3}H-TdR 越多。用 γ 射线测量仪或 β 液闪仪检测上清液中的 cpm 值，即可计算出待检细胞杀伤活性的高低。

【材料与仪器】

1. K562 细胞株、10% FBS RPMI1640、1% Triton X-100、重组人 IL-2、胰蛋白酶和 DNA 酶、^{3}H-TdR、^{51}Cr。

2. 培养瓶、培养板、CO_2 孵箱、β 液闪仪、γ 射线测量仪等。

【实验方法】

1. 效应细胞的制备：NK 功能效应细胞可取静止的 PBMC，或经不同细胞因子诱导的 PBMC。

2. 杀伤试验：主要有 4h ^{51}Cr 释放法和 ^{3}H-TdR 释放法，前者要求 ^{51}Cr 质量好，同位素半衰期较短，操作所需时间短；后者需要无菌操作，所需时间较长。

3. 4h ^{51}Cr 释放法

(1)收获处于对数生长期的靶细胞 K562，洗涤后调整细胞浓度为 2×10^{6}/ml，取 1×10^{6} 细胞 0.5ml，加 $Na_2^{51}CrO_4$ 100μci，37℃孵育 2～3h，每 15min 轻轻振摇一次。

(2)用 10% FCS RPMI1640 溶液洗涤 3 次，每次 800r/min 离心 5min。重悬靶细胞浓度为 1×10^{5}/ml。

(3)96 孔 V 型或 U 型培养板中，每孔加入靶细胞(浓度 1×10^{5}/ml)100μl (1×10^{4} 细胞)，每份 3 个复孔，每孔再加入 100μl 不同细胞浓度的效应细胞(每次实验最好取 3～4 个不同的效应细胞/靶细胞比例，常用效靶比例为 100∶1，50∶1，25∶1，12.5∶1)，最大释放组加入 100μl 1% Triton X-100；自然释放组加 100μl 完全培养基，置 37℃ CO_2 孵箱中培养 4h。

(4)每孔取出 100μl 上清，γ 射线测量仪上测定 cpm 值。

4. ^{3}H-TdR 释放法

(1)收获处于对数生长期的靶细胞 K562 洗涤后，重悬靶细胞浓度为 2×10^{6}/ml，加 ^{3}H-TdR 20μci，37℃孵育 2～3h。

(2)用 10% FCS RPMI1640 洗涤 3 次，每次 800r/min 离心 5min。调整靶细胞浓度为 1

$\times 10^5$/ml。

(3)在 96 孔平底培养板中,每孔加入靶细胞(浓度 1×10^5/ml)100μl (1×10^4 细胞),每份 3 个复孔。每孔再加入 100μl 不同细胞浓度的效应细胞,最大释放组加 100μl 1% Triton X-100,自然释放组加 100μl 完全培养基,置 37℃、CO_2 孵箱培养 18~24h。

(4)每孔吸出 100μl 上清液,加入胰蛋白酶(终浓度 0.15%)和 DNA 酶(终浓度为 0.0125%),继续孵育 30min。

(5)用细胞收集仪收获于玻璃纤维纸上,干燥后,移入液闪瓶中,加入 1ml 闪烁液,在 β 液闪仪中测 cpm 值。

【实验结果】

1.4h ^{51}Cr 释放法:γ 射线测量仪上测定 cpm 值,计算特异性杀伤率(%),计算公式为

$$\text{特异性杀伤率(\%)}=\frac{\text{实验组 cpm}-\text{自然释放 cpm}}{\text{最大释放 cpm}-\text{自然释放 cpm}}$$

2.^3H-TdR 释放法:β 液闪仪中测 cpm 值,计算特异性释放率(%),计算公式为

$$\text{特异性释放率(\%)}=(1-\frac{\text{实验组 cpm}}{\text{对照组 cpm}})\times 100\%$$

实验十二 杂交瘤技术(单克隆抗体制备)

【实验原理】

骨髓瘤细胞能在体外无限制分裂增殖,B 淋巴细胞(抗体形成细胞)经抗原免疫后能合成分泌抗体。骨髓瘤细胞和 B 淋巴细胞经融合剂融合后形成杂交瘤细胞,杂交瘤细胞既能在体外无限繁殖,又能合成分泌抗体。通过检测特异性抗体,筛选出所需要的杂交瘤细胞,由其产生的只识别抗原分子上某一抗原决定簇的抗体,即为单克隆抗体。

【材料与仪器】

1.RPMI1640、小牛血清。

2.HAT 选择培养液:次黄嘌呤(hypoxanthine,H);氨蝶呤钠(aminopterin sodium,A);胸腺嘧啶(thymidine,T)。

3.细胞冻存液:50%小牛血清;40%不完全培养液;10%DMSO(二甲亚砜)。

4.细胞性抗原、福氏完全佐剂、75%酒精、PEG。

5.弯头滴管、BALB/c 小鼠、无菌注射器、无菌剪刀、96 孔培养板、不锈钢筛网、一次性塑料培养板及培养瓶。

6.倒置显微镜、低温离心机、低温冰箱、液氮罐等。

【实验方法】

一、细胞融合前准备

(一)免疫 BALB/c 小鼠

1.细胞性抗原

(1)初次免疫:1×10^7/0.5ml 小鼠腹腔内注射。

(2)第二次免疫:初次免疫 2~3 周后,1×10^7/0.5ml 小鼠腹腔内注射(ip)。

(3)加强免疫:3 周后,1×10^7/0.5ml 小鼠腹腔内注射或静脉内注射。3 天后,取脾细胞与骨髓瘤细胞融合。

2.可溶性抗原

(1)初次免疫:1~50μg 抗原加福氏完全佐剂皮下多点注射(一般 4~5 点/只,0.2ml/点)。

(2)第二次免疫:初次免疫 3 周后,剂量同上,加福氏不完全佐剂皮下或腹腔内注射,剂量不宜超过 0.5ml。

(3)第三次免疫:3 周后,剂量同上,不加佐剂,腹腔内注射。

(4)5~7 天后采血测其效价,检测免疫效果。

(5)加强免疫:2~3 周后,50~500μg 抗原,腹腔内注射或静脉注射。3 天后取脾细胞与骨髓瘤细胞融合。

（二）饲养细胞

在杂交瘤细胞筛选、克隆化和扩大培养过程中，加入饲养细胞是十分必要的。常用的饲养细胞有小鼠腹腔巨噬细胞（较为常用）、小鼠脾脏细胞或小鼠胸腺细胞，也有人用小鼠成纤维细胞系 3T3 经放射线照射后作为饲养细胞，使用比较方便，照射后可放入液氮罐长期保存，随用随复苏。

小鼠腹腔巨噬细胞的制备：

1.6～10 周龄 BALB/c 小鼠颈椎脱臼处死，浸泡于 75％酒精，消毒 3～5min。用无菌剪刀剪开皮肤，暴露腹膜，用无菌注射器注入 6～8ml 培养液反复冲洗，吸出冲洗液放入 10ml 离心管，1200r/min 离心 5～6min。用 20％小牛血清或胎牛血清的培养液混悬，调整细胞数 1×10^5/ml。

2.加入 96 孔板，100μl/孔，放入 37℃、CO_2 孵箱培养 24h 后使用。

（三）骨髓瘤细胞

常用骨髓瘤细胞系有 NS1、SP2/O、P3-X63/Ag8、X63-Ag8.653 等。

用于骨髓瘤细胞的培养液有 RPMI1640、DMEM 培养基。小牛血清的浓度一般在 10％～20％，细胞的最大密度不得超过 10^6/ml，一般扩大培养以 1∶10 稀释传代，每 3～5 天传代一次。细胞的倍增时间为 16～20h，上述三株骨髓瘤细胞系均为悬浮或轻微贴壁生长，只用弯头滴管轻轻吹打即可悬起细胞。一般在准备融合前的两周就应开始复苏骨髓瘤细胞，取处于对数生长期的骨髓瘤细胞，活细胞计数高于 95％，这也是决定细胞融合成败的关键。

（四）免疫脾细胞

通常取最后一次加强免疫 3 天以后的脾脏，制备成细胞悬液，由于此时 B 淋巴母细胞比例较高，融合的成功率较高。

脾细胞悬液的制备：在无菌条件下取出脾脏，用不完全的培养液洗一次，置平皿中不锈钢筛网上，研磨成细胞悬液后计数。一般免疫后脾脏体积约是正常鼠脾脏体积的 2 倍，脾细胞数为 2×10^8 左右。

二、细胞融合选择杂交瘤细胞

（一）细胞融合流程

1.取对数生长期的骨髓瘤细胞 SP2/O，1000r/min 离心 5min，弃上清，用不完全培养液混悬细胞后计数，取所需的细胞数，用不完全培养液洗涤 2 次。

2.同时制备免疫脾细胞悬液，用不完全培养液洗涤 2 次。

3.将骨髓瘤细胞与脾细胞按 1∶10 或 1∶5 的比例混合在一起，在 50ml 塑料离心管内用不完全培养液洗 1 次，1200r/min 离心 8min。

4.弃上清，用滴管吸净残留液体，以免影响 PEG 的浓度。

5.轻轻弹击离心管底，使细胞沉淀略加松动。

6.在室温下融合

（1）30s 内加入预热的 1ml 45％聚乙二醇（PEG，Merek，相对分子质量为 4000，含 5％ DMSO），边加边搅拌。

（2）作用 90s，若冬天室温较低时可延长至 120s。

(3)加预热的不完全培养液,终止 PEG 作用,每隔 2min 分别加入 1ml,2ml,3ml,4ml,5ml 和 10ml。

7.800r/min 离心 6min。

8.弃上清,先用 6ml 左右 20%小牛血清 RPMI1640 轻轻混悬,切记不能用力吹打,以免使融合在一起的细胞散开。

10ml9.根据所用 96 孔培养板的数量,补加完全培养液,每块 96 孔培养板 10ml。

10.将融合后的细胞悬液加入含有饲养细胞的 96 孔培养板;100μl/孔,37℃、5% CO_2 孵箱培养。

(二)HAT 选择杂交瘤细胞

骨髓瘤细胞缺乏次黄嘌呤-鸟嘌呤磷酸核糖基转移酶(HGPRT),对氨蝶呤钠敏感,在 HAT 选择培养液中不能生长。免疫脾细胞虽然有 HGPRT,但不能在体外无限繁殖。只有杂交瘤细胞,才能在 HAT 选择培养液中无限繁殖(图 12-1)。

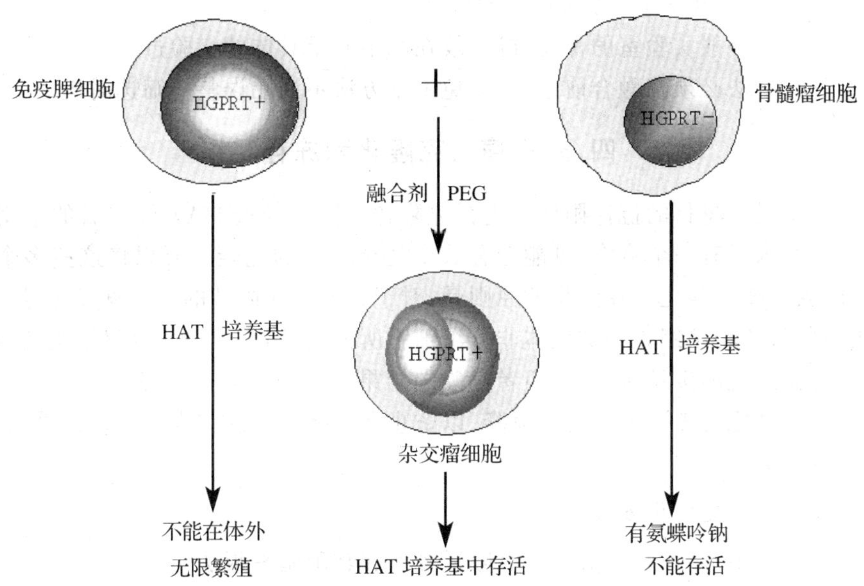

图 12-1 HAT 培养液选择杂交瘤细胞

HGPRT:次黄嘌呤-鸟嘌呤磷酸核糖基转移酶;HAT:次黄嘌呤+氨蝶呤钠+胸腺嘧啶

一般在融合 24h 后加 HAT 选择培养液。HT 和 HAT 均有商品化试剂,50×HAT 贮存,用时取 1ml 加入 50ml 20%小牛血清完全培养液中。

因为在培养板内已加入饲养细胞、融合后的细胞,200μl/孔,所以在加选择培养液时应加 3 倍量的 HAT。一般认为,融合后最初补加的量可用全量的 2/3 进行选择,可得到满意的筛选结果。

50×HAT 的成分为:

H:5×10^{-3}mol/L

A:2×10^{-5}mol/L

T:8×10^{-4}mol/L

一般选择 HAT 选择培养液维持培养两周后,改用 HT 培养液,再维持培养两周,改用一般培养液。

三、抗体的检测

筛选杂交瘤细胞通过选择性培养而获得杂交细胞系中,仅少数能分泌针对免疫原的特异性抗体。一般在杂交瘤细胞布满孔底1/10面积时,即可开始检测特异性抗体,筛选出所需要的杂交瘤细胞系。

应根据抗原的性质、抗体的类型不同,选择不同的筛选方法,一般以快速、简便、特异、敏感的方法为首选。

常用的方法有:

1. ELISA,用于可溶性抗原(蛋白质)、细胞和病毒等McAb的检测。
2. RIA,用于可溶性抗原、细胞McAb的检测。
3. FACS(荧光激活细胞分类仪),用于细胞表面抗原McAb的检测。
4. IFA,用于细胞和病毒抗原McAb的检测。

上述方法均为一般实验室的常规方法,故在此不介绍具体的实验过程。

可靠的筛选方法必须在融合前建立,避免由于方法不当贻误整个筛选时机。

四、杂交瘤的克隆化和冻存

克隆化一般是指将目的抗体阳性孔进行克隆化。因为经过HAT筛选后的杂交瘤克隆不能保证一个孔内只有一个克隆,可能会有数个甚至更多的克隆。要想将这些多个克隆细胞彼此分开,就需要克隆化。克隆化的原则是,对于目的抗体阳性的杂交克隆应尽早进行克隆化,否则目的抗体分泌细胞会被抗体非分泌细胞所抑制,因为抗体非分泌细胞的生长速度比目的抗体分泌细胞的生长速度快,两者竞争的结果会使目的抗体分泌细胞丢失。即使克隆化过的杂交瘤细胞也需要定期地再克隆,以防止杂交瘤细胞的突变或染色体丢失,从而丧失产生抗体的能力。

(一)杂交瘤细胞克隆化方案

克隆化的方法很多,最常用的就是有限稀释法和软琼脂平板法。

1. 有限稀释法

(1)制备饲养细胞悬液(同融合前准备)。

(2)阳性孔细胞的计数,并调整细胞数在$(1\sim5)\times10^3$/ml。

(3)取130个细胞放入6.5ml含饲养细胞完全培养液,即20个细胞/ml,100μl/孔,加A、B、C三排,为每孔2个细胞。余下2.9ml细胞悬液补加2.9ml含饲养细胞的完全培养液,细胞数为10个/ml,100μl/孔,加D、E、F三排,为每孔1个细胞。余下2.2ml细胞悬液补加2.2ml含饲养细胞的完全培养液,细胞数5个/ml,100μl/孔,加G、H两排,为每孔0.5个细胞。

(4)培养4~5天后,在倒置显微镜上可见到小的细胞克隆,补加完全培养液200μl/孔。

(5)第8~9天时,肉眼可见细胞克隆,及时进行抗体检测。

注:初次克隆化的杂交瘤细胞需要在完全培养液中加HT。

2. 软琼脂平板法

(1)软琼脂的配制

含20%小牛血清的2倍浓缩的RPMI1640；

1%琼脂水溶液，高压灭菌，42℃预热；

0.5%琼脂：由1份1%琼脂加1份含20%小牛血清的2倍浓缩的RPMI1640配制而成，置42℃保温。

(2)用上述0.5%琼脂液(含有饲养细胞)15ml倾注于直径为9cm的平皿中，在室温中待凝固后作为基底层备用。

(3)按100个/ml、500个/ml或5000个/ml等浓度配制需克隆的细胞悬液。

(4)1ml 0.5%琼脂液(42℃预热)在室温中分别与1ml不同浓度的细胞悬液相混合。

(5)混匀后立即倾注于琼脂基底层上，置室温中10min，使其凝固，置于37℃、5% CO_2孵箱中。

(6)4～5天后即可见针尖大小白色克隆，7～10天后，直接移种至含饲养细胞的24孔板中进行培养。

(7)检测抗体，扩大培养，必要时再克隆化。

(二)杂交瘤细胞的冻存

及时冻存原始孔的杂交瘤细胞。每次克隆化得到的亚克隆细胞都十分保贵，因为在没有建立一个稳定分泌抗体的细胞系的时候，细胞在培养过程中随时可能发生污染、抗体分泌能力的丧失等等。如果没有原始细胞的冻存，则会因为上述意外而前功尽弃。

杂交瘤细胞的冻存方法与其他细胞系的冻存方法一样，原则上每支安瓿应含细胞数1×10^6以上，但对原始孔的杂交瘤细胞可以因培养环境不同而改变，在24孔培养板中培养，当长满孔底时，一孔就可以冻一支安瓿。

冻存液最好预冷，操作动作应轻柔、迅速。冻存时从室温可立即降到0℃，再降温时一般按每分钟降温2～3℃，待降至-70℃时可放入液氮中；或细胞管降至0℃后放-70℃超低温冰箱，次日转入液氮中。也可以用细胞冻存装置进行冻存。冻存细胞要定期复苏，检查细胞的活性和分泌抗体的稳定性。在液氮中细胞可保存数年或更长时间。

五、单克隆抗体的大量生产

大量生产单克隆抗体的方法主要有两种：

1.体外使用旋转培养管大量培养杂交瘤细胞，从上清中获取单克隆抗体。但此方法产量低，一般培养液含量为10～60μg/ml，如果用于大量生产，费用较高。

2.体内接种杂交瘤细胞，制备腹水或血清。

(1)实体瘤法　对数生长期的杂交瘤细胞按$(1\sim3)\times10^7$/ml接种于小鼠背部皮下，每处注射0.2 ml，共2～4点。待肿瘤长到一定大小后(一般10～20天)则可采血，从血清中获得单克隆抗体，含量可达到1～10mg/ml。但采血量有限。

(2)腹水的制备　常规方法是，BALB/c鼠先腹腔注射0.5ml Pristane(降植烷)或液体石腊，1～2周后腹腔注射1×10^6个杂交瘤细胞，接种细胞7～10天后可产生腹水，密切观察动物的健康状况与腹水征象，待腹水尽可能多而小鼠濒于死亡之前，处死小鼠。用滴管收集腹水于试管中，一般一只小鼠可获得1～10ml腹水。也可用注射器抽取腹水，可反复收集数次。腹水中单克隆抗体含量可达5～20mg/ml，这是目前较常用的方法。还可将腹水中的细胞冻存起来，复苏后转种小鼠腹腔，则产生腹水快、量多。

六、单克隆抗体的鉴定

对制备的 McAb 进行系统的鉴定是十分必要的。应对其作如下方面的鉴定：

1. 单抗的特异性鉴定　可以采用各种方法，如免疫荧光法、ELISA 法、间接血凝和免疫印迹技术等，同时还需做免疫阻断试验等。如制备抗黑色素瘤细胞的 McAb，除用黑色素瘤细胞反应外，还应用其他脏器的肿瘤细胞和正常细胞进行交叉反应，以便挑选肿瘤特异性或肿瘤相关抗原的单克隆抗体。又如制备抗重组的细胞因子的单克隆抗体，应首先考虑是否与表达菌株的蛋白有交叉反应，其次是与其他细胞因子间有无交叉。

2. McAb 的 Ig 类与亚类的鉴定　一般在用酶标或荧光素标记的第二抗体进行筛选时，已经基本上确定了抗体的 Ig 类型。如果用的是酶标或荧光素标记的兔抗鼠 IgG 或 IgM，则检测出来的抗体一般是 IgG 类或 IgM 类。至于亚类，则需要用标准抗亚类血清系统作双扩或夹心 ELISA 来确定 McAb 的亚类。在做双扩试验时，如加入适量的 PEG(3%)，将有利于沉淀线的形成。

3. 单抗的效价测定　可采用凝集反应、ELISA 或放射免疫测定。不同的测定方法效价不同。培养上清液中的效价远不如腹水的效价。采用凝集反应，腹水效价可达 5.0×10^4。而采用 ELISA 检查，腹水效价可达 1.0×10^6。单抗的效价以培养上清和腹水的稀释度表示。

4. McAb 识别抗原表位的鉴定　用竞争结合试验和测相加指数的方法，测定 McAb 所识别的抗原位点，来确定 McAb 的识别的表位是否相同。

5. McAb 亲和力的鉴定　用 ELISA 或 RIA 竞争结合试验来确定 McAb 与相应抗原结合的亲和力。

七、影响因素、失败原因分析

由于制备 McAb 的实验周期长、环节多，所以影响因素就比较多，稍不注意就会造成失败。

其主要失败原因和影响因素有：

1. 污染　包括细菌、真菌和支原体的污染。这是杂交瘤工作中最棘手的问题。一旦发现有霉菌污染就应及早将污染板弃之，以免污染整个培养环境。支原体的污染主要来源于牛血清。此外，其他添加剂、实验室工作人员及环境也可能造成支原体污染。在有条件的实验室，要对每一批小牛血清和长期传代培养的细胞系进行支原体的检查，查出污染源应及时采取措施处理。对于污染的杂交瘤细胞可以采取生物学的过滤方法，将污染的杂交瘤细胞注射于 BALB/c 小鼠的腹腔，待长出腹水或实体瘤时，无菌取出分离杂交瘤细胞，一般可除去支原体污染。

2. 融合后杂交瘤不生长　在保证融合技术没有问题的前提下主要考虑下列因素：①PEG 有毒性或作用时间过长；②小牛血清的质量太差，用前没有进行严格的筛选；③骨髓瘤细胞污染了支原体；④HAT 有问题，主要是 A 含量过高或 HT 含量不足。

3. 杂交瘤细胞不分泌抗体或停止分泌抗体

(1)融合后有细胞生长，但无抗体产生，可能是 HAT 中 A 失效或骨髓瘤细胞发生突变，变成 A 抵抗细胞所致。

(2)有可能是免疫原抗原性弱,免疫效果不好。

(3)对于原分泌抗体的杂交瘤细胞变为阴性,可能是细胞支原体污染,或非抗体分泌细胞克隆竞争性生长,从而抑制了抗体分泌细胞的生长。也可能是发生染色体丢失。Goding(1982)曾提出“三要”、“三不要”,是防止抗体停止分泌的有效措施。

三要:

要大量保持和补充液氮冻存的细胞原管;

要经常应用倒置显微镜检查细胞的生长状况;

要定期进行再克隆。

三不要:

不要让细胞“过度生长”,以防非分泌的杂交瘤细胞将成为优势,压倒分泌抗体的杂交瘤细胞;

不要让培养物不加检查地任其连续培养几周或几个月;

不要使未经克隆化的杂交瘤在机体内以肿瘤生长形式连续传代。

4.杂交瘤细胞难以克隆化　可能与小牛血清质量、杂交瘤细胞的活性状态有关,或由于细胞有支原体污染,使克隆化难以成功。若是融合后的早期克隆化,则应在培养液中加HT。

实验十三　免疫血清的制备

【实验原理】

将适量目的抗原经合适途径注射动物，刺激动物发生免疫应答，产生特异性抗体。抗体存在于血清中，含有目的抗体的血清称为免疫血清。高效价、高特异性的免疫血清可作为免疫学诊断的试剂(如用于制备免疫标记抗体等)，也可供特异性免疫治疗用。免疫血清的制备是一项常用的免疫学实验技术。制备方法因抗原的性质不同而异，下面以制备家兔抗人IgG免疫血清为例作具体说明。

【材料与仪器】

1. 健康成年家兔，雄性，体重2～3kg。

2. 灭菌生理盐水、纯化人IgG(10mg/ml)、消毒酒精及碘酒、羊毛脂、石蜡油、活卡介苗(BCG)(75mg/ml)。

3. 剪刀及镊子、注射器(2ml、50ml)、称量瓶(10ml)、量筒、动物固定架、灭菌三角烧瓶(200ml)、手术器械一套、血管夹、黑丝线及塑料放血管、研钵。

【实验方法】

(一)抗原及佐剂的制备

1. 弗氏不完全佐剂(FIA)的制备：称羊毛脂10g，逐滴加入优质石蜡油40ml，边滴边研磨，分装于疫苗瓶中(每瓶10ml)，高压灭菌(55.21kPa 20min)后保存备用。

2. 弗氏完全佐剂乳化抗原(FCA-IgG)的制备：将FIA预温(60℃ 30min)，吸取3ml于研钵中，逐滴加入活BCG(75mg/ml)0.5ml及纯化人IgG(2.4mg/ml)2.5ml，边滴入边研磨，直至形成均一性的乳状液，取1滴滴于冷水面上，以不散开为合格。

(二)免疫动物

1. 用剪刀剪去家兔两后脚掌的部分兔毛，用酒精及碘酒消毒皮肤。

2. 第一次免疫：用2ml注射器吸取弗氏完全佐剂(FCA)乳化的抗原(人IgG)(简称FCA-IgG)液1ml，每侧脚掌皮下各注入0.5ml。

3. 第二次免疫：间隔10～14天后，于两侧腘窝及足蹊部肿大的淋巴结内注入FCA-IgG，每个淋巴结注0.1ml，其余注入淋巴结附近皮下共1ml。如淋巴结未肿大或肿大不明显时，直接注入两侧腘窝及足蹊部皮下。

4. 间隔7～10天后，从耳静脉采血0.5～1.0ml，分离血清，以双相琼脂扩散试验测定免疫血清的抗体效价(即试血)。效价至少应达到1:16以上时才能放血。

5. 若效价未达到要求，可用不加佐剂的抗原液(人IgG)耳静脉内注射免疫。于1周内注射3次，分别为0.1、0.3、0.5ml，间隔1周再试血。如效价达到要求应立即放血。另外，也可在第二次免疫后，用弗氏不完全佐剂(FIA)乳化的抗原(人IgG)(简称FIA-IgG)再免疫

1～2 次。注射部位、剂量和间隔时间均同第二次，再试血测抗体效价，如效价达到要求立即放血。

（三）分离血清

1. 心脏采血法

（1）家兔仰卧，四肢缚于动物固定架上（或由助手抓住四肢固定）。

（2）剪去左胸部兔毛，消毒皮肤。

（3）用左拇指摸到胸骨剑突处，食指及中指放在右胸处轻轻向左推心脏，并使心脏固定于左胸侧位置。然后，以左拇指触摸心脏搏动最强的部位。

（4）用 50ml 注射器（连接 16 号针头），针倾斜 45°角，对准心搏最强处刺入心脏抽血致死。

（5）将抽取的血液立即注入无菌三角烧瓶中。

（6）将三角烧瓶内的血置 37℃ 温箱 1h，再置 4℃ 冰箱内 3～4h。

（7）待血液凝固血块收缩后，用毛细滴管吸取血清。

（8）3000r/min 离心 15min，取上清加入防腐剂终浓度（0.01% 硫柳汞或 0.02% 叠氮钠），分装后置 4℃ 冰箱中保存备用。

2. 颈动脉放血法

（1）家兔仰卧同上固定。头部略放低以暴露颈部，剃毛及消毒皮肤。

（2）沿颈部中线切开皮肤约 10cm，分离皮下组织，直至暴露出气管两侧的胸锁乳突肌。分离胸锁乳突肌与气管间的颈三角区疏松组织，暴露出颈总动脉后使之游离。

（3）于动脉下套入两根黑丝线，分别置于远心及近心端。结扎远心端的丝线，近心端的动脉用血管夹夹住。

（4）用尖头小剪刀在两根丝线间的动脉壁上剪一小口，插入塑料放血管。再将近心端的丝线结扎固定于放血管上，以防放血管滑脱。

（5）松开血管夹，使血液流入灭菌三角烧瓶中。一般一只家兔可放血 80～100ml。

（6）将三角烧瓶的血置 37℃ 温箱中 1h，再置 4℃ 冰箱内 3～4h。

（7）待血液凝固血块收缩后，用毛细滴管吸取血清。

（8）3000r/min 离心 15min，取上清加入防腐剂（终浓度，0.01% 硫柳汞或 0.02% 叠氮钠），分装后置 4℃ 冰箱中保存备用。

以双相琼脂扩散试验测定所获免疫血清的抗体效价，并用琼脂免疫电泳鉴定免疫血清中抗体的质量，应产生单一的沉淀弧线。鉴定方法的具体步骤参见有关部分。

实验十四 细胞凋亡检测

细胞凋亡或称程序性细胞死亡(programmed cell death,PCD),是细胞的生命现象之一,在机体的胚胎发育、组织修复及自身反应性T淋巴细胞的清除等方面起着十分重要的作用。细胞凋亡调节的失控可导致临床各种疾病的发生,如肿瘤与细胞凋亡的抑制有关。细胞凋亡有别于细胞坏死,它有一系列的细胞形态学和生物化学的改变,包括出现染色质浓缩、DNA降解、凋亡小体形成等。

一、Annexin-Ⅴ-FITC 单染法

【实验原理】

正常活细胞的磷脂酰丝氨酸(phosphotidylserine,PS)位于细胞膜的内侧,而凋亡细胞的PS从细胞膜的内侧翻转到细胞膜的表面,暴露在细胞外环境中。Annexin-Ⅴ(膜联蛋白-Ⅴ)是一种相对分子质量为35000~36000的Ca^{2+}依赖性磷脂结合蛋白,能与PS高亲和力结合。因此,将Annexin-Ⅴ进行荧光素(如FITC、PE)或生物素(Biotin)标记,以标记了的Annexin-Ⅴ作为探针,利用流式细胞仪或荧光显微镜可检测细胞凋亡的发生。

【材料和仪器】

1.500μl或250μl 20μg/ml Annexin-Ⅴ-FITC(膜联蛋白-Ⅴ-FITC)。

2.40ml或20ml标记缓冲液(Binding Buffe)。

3.60ml或30ml PBS(1×)、去离子水、冰块。

4.20μl、200μl及1000μl移液器和吸头、微量离心管、盖玻片(用于荧光显微镜观察)。

5.可调速离心机、载玻片(用于荧光显微镜观察)、流式细胞仪或荧光显微镜。

【实验方法】

1.凋亡细胞的制备:小鼠腹腔注射地塞米松25mg/kg体重,10h后解剖取胸腺,分离胸腺细胞。用PBS洗两遍,调整细胞浓度为2×10^6/ml,备用。

2.取200μl细胞悬液加入1ml冷PBS,轻轻震荡使细胞悬浮,1000r/min 4℃离心10min,弃上清,共三次。

3.将细胞重悬于200μl标记缓冲液中。

4.加入10μl Annexin-Ⅴ-FITC,轻轻混匀,避光室温反应15min或4℃反应30min。

5.加入300μl标记缓冲液,立即镜检或上机(流式细胞仪)检测。

【实验结果】

用荧光显微镜观察,凋亡细胞细胞膜上可见黄绿色光环(图14-1)。用流式细胞仪分析可检测凋亡细胞的百分率。

【注意事项】

1.整个操作过程动作要尽量轻柔,切勿用力吹打细胞,尽量在4℃下操作。

2.反应完毕后要尽快检测,因为细胞凋亡是一个动态的过程,反应1h后荧光强度就开始衰变。

3.Annexin-Ⅴ-FITC是光敏物质,在操作时要注意避光。

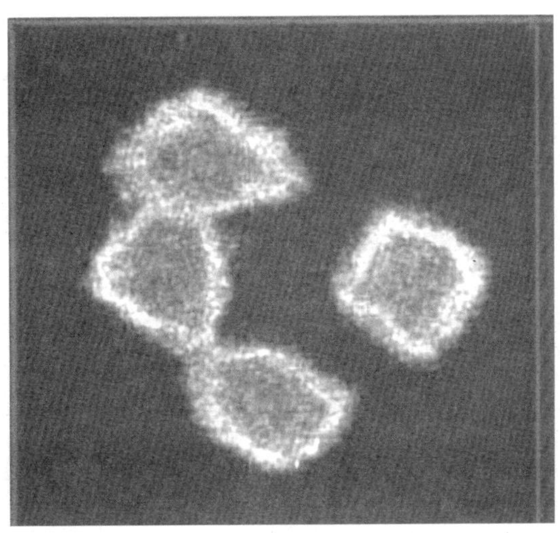

图14-1　凋亡细胞的Annexin-Ⅴ-FITC单染法结果

【思考题】

1. Annexin-Ⅴ-FITC单染法为什么能检测凋亡细胞?

2. 实验前为什么要给小鼠注射地塞米松?其原理是什么?

二、形态学检测法

【实验原理】

细胞凋亡有一系列的细胞形态学改变,根据凋亡细胞的形态特征,人们设计了许多不同的细胞凋亡形态学检测方法。

【实验方法及结果】

1.光学显微镜和倒置显微镜检测法

(1)未染色细胞:凋亡细胞的体积变小、变形,细胞膜完整但出现发泡现象,细胞凋亡晚期可见凋亡小体。贴壁细胞出现皱缩、变圆、脱落。

(2)染色细胞:常用Giemsa染色、瑞氏染色等。凋亡细胞的染色质浓缩、边缘化,核膜裂解,染色质分割成块状和凋亡小体等典型的凋亡形态。

2.荧光显微镜和共聚焦激光扫描显微镜

一般以细胞核染色质的形态学改变为指标来评判细胞凋亡的进展情况。

常用的DNA特异性染料有HO 33342 (Hoechst 33342)、HO 33258(Hoechst 33258)、DAPI。三种染料与DNA的结合是非嵌入式的,主要结合在DNA的A-T碱基区。在紫外光激发时发射明亮的蓝色荧光。

Hoechst是与DNA特异结合的活性染料,储存液用蒸馏水配成1mg/ml的浓度,使用时用PBS稀释成终浓度为2～5mg/ml。

DAPI为半通透性试剂,用于常规固定细胞的染色。储存液用蒸馏水配成1mg/ml的浓度,使用终浓度一般为0.5～1mg/ml。

结果:细胞凋亡过程中细胞核染色质的形态学改变分为三期:Ⅰ期的细胞核呈波纹状或呈折缝样,部分染色质出现浓缩状态;Ⅱa 期细胞核的染色质高度凝聚、边缘化;Ⅱb 期的细胞核裂解为碎块,产生凋亡小体(图 14-2)。

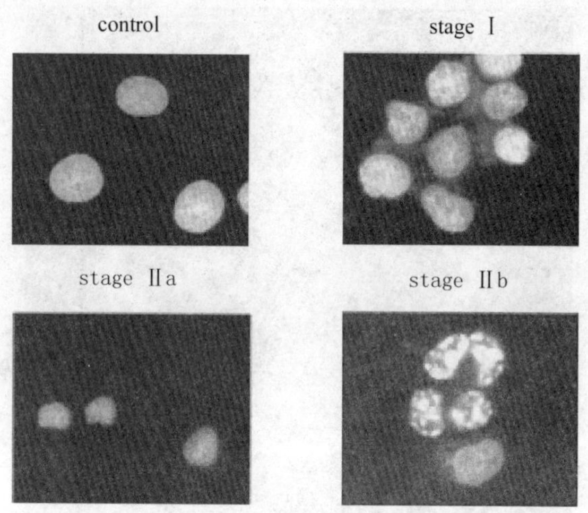

图 14-2 凋亡过程中细胞核染色质的形态学改变(DAPI 染色)

3.透射电子显微镜观察结果:凋亡细胞体积变小,细胞质浓缩。凋亡Ⅰ期(pro-apoptosis nuclei)的细胞核内染色质高度盘绕,出现许多称为气穴(cavitations)的空泡结构;Ⅱa 期细胞核的染色质高度凝聚、边缘化;细胞凋亡的晚期,细胞核裂解为碎块,产生凋亡小体。

三、线粒体膜势能的检测

【实验原理】

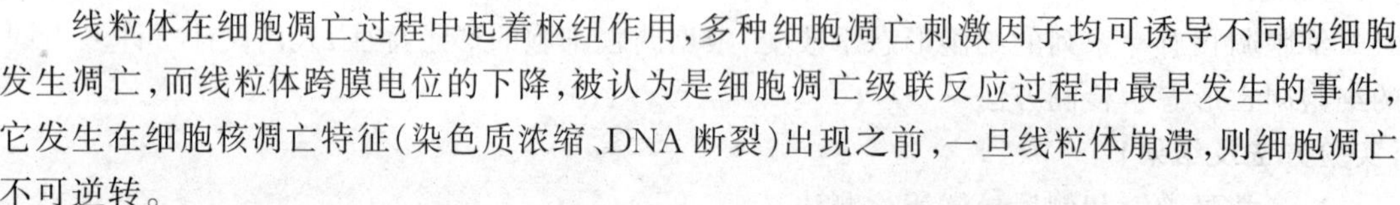

线粒体在细胞凋亡过程中起着枢纽作用,多种细胞凋亡刺激因子均可诱导不同的细胞发生凋亡,而线粒体跨膜电位的下降,被认为是细胞凋亡级联反应过程中最早发生的事件,它发生在细胞核凋亡特征(染色质浓缩、DNA 断裂)出现之前,一旦线粒体崩溃,则细胞凋亡不可逆转。

线粒体跨膜电位的存在,使一些亲脂性阳离子荧光染料如 Rhodamine 123、3,3-Dihexyloxacarbocyanine iodide [DiOC6(3)]、Tetrechloro-tetraethylbenzi midazol carbocyanine iodide (JC-1)、Tetramethyl rhodamine methylester(TMRM)等可结合到线粒体基质,其荧光的增强或减弱说明线粒体内膜电负性的增高或降低。

【实验方法及结果】

将正常培养的细胞和诱导凋亡的细胞加入到终浓度为 1mmol/L 的 Rhodamine 123 或终浓度为 25nmol/L 的 DiOC6(3)或 1mmol/L 的 JC-1 或 100nmol/L 的 TMRM 中,37℃平衡 30min 后,用流式细胞仪检测细胞的荧光强度。

四、DNA 片断化检测

【实验原理】

细胞凋亡时主要的生化特征是其染色质发生浓缩,染色质 DNA 在核小体单位之间的连接处断裂,形成 50~300kb 长的 DNA 大片段,或 180~200bp 整数倍的寡核苷酸片段,在凝胶电泳上表现为梯形电泳图谱(DNA ladder)。细胞经处理后,采用常规方法分离提纯DNA,进行琼脂糖凝胶和溴化乙啶染色。在凋亡细胞群中可观察到典型的DNA ladder。如果细胞量很少,还可在分离提纯DNA后,用^{32}P-ATP和脱氧核糖核苷酸末端转移酶(TdT)使DNA标记,然后进行电泳和放射自显影,观察凋亡细胞中DNA ladder的形成。

【方法及结果】

1.大分子染色体DNA片段的测定

细胞凋亡的早期,染色体断裂成50～300kb长的DNA大片段。所有超过一定相对分子质量大小的双链DNA分子在琼脂糖凝胶中的迁移速度相同。线性DNA的双螺旋半径超过凝胶半径时,即达到分辨力的极限。此时,凝胶不再按相对分子质量的大小来筛分DNA,DNA像通过弯管一样,以其一端指向电场一极而通过凝胶,这种迁移模式称之为“爬行”。因此,细胞凋亡早期产生的50～300kbp长的DNA大片段不能用普通的琼脂糖凝胶电泳来分离。通常采用脉冲电泳技术解决这一问题,即在凝胶上外加正交的交变脉冲电场。每当电场方向改变后,大的DNA分子便滞留在爬行管中,直至新的电场轴向重新定向后,才能继续向前移动。DNA相对分子质量越大,这种重排所需要的时间就越长。当DNA分子变换方向的时间小于电脉冲周期时,DNA就可以按其相对分子质量大小分开。

2.DNA Ladder 测定

(1)收获待测细胞(1×10^7)沉淀,用细胞裂解液13000r/min离心5min。

(2)收集上清,1%SDS和Rnase A(5mg/ml)56℃作用2h。

(3)蛋白酶K(2.5mg/ml)37℃作用2h。

(4)1/10体积3mol/L醋酸钠和2.5倍体积的冷无水乙醇沉淀DNA,4℃过夜。

(5)取出,14000r/min离心15min。

(6)将沉淀溶解在TE buffer中,加DNA Loading Buffer。

(7)1.2%琼脂糖凝胶电泳,EB染色并照相。

观察DNA Ladder现象(图14-3)。

3.凋亡细胞DNA含量的流式细胞仪分析

收集细胞,70%冷乙醇(在PBS中)4℃固定过夜,PBS洗涤,1000r/min离心10min。RNase A(0.5mg/ml)37℃消化30min。PI(50mg/ml)染色,室温避光15min。FACScan分析DNA亚二倍体的形成及细胞周期的变化。

细胞凋亡过程中核酸内切酶在DNA分子核小体间的降解,导致小分子DNA漏出,核DNA含量下降,在DNA直方图上正常二倍体细胞的G_0/G_1峰前观察到一个亚二倍体峰。

4.ApoAlertTM LM-PCR Ladder Assay (CLONTECH)

此方法敏感度高,适合于检测少量样本、小部分凋亡细胞,如临床活组织检测。

五、TUNEL 法

【实验原理】

细胞凋亡中,染色体DNA双链断裂或单链断裂而产生大量的黏性3'-OH末端,可在脱氧核糖核苷酸末端转移酶(TdT)的作用下,将脱氧核糖核苷酸和荧光素、过氧化物酶、碱性磷酸酶或生物素形成的衍生物标记到DNA的3'-末端,从而可进行凋亡细胞的检测,这类方法称为脱氧核糖核苷酸末端转移酶介导的缺口末端标记法(terminal deoxynucleotidyl

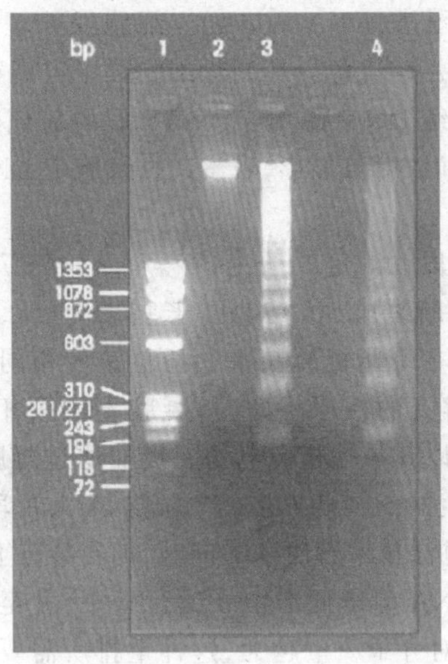

图 14-3　凋亡细胞的 DNA Ladder 现象

1 为 marker;2 为阴性对照;3 为凋亡细胞;4 为阳性对照

transferase mediated nick end labelling, TUNEL)。由于正常的或正在增殖的细胞几乎没有 DNA 的断裂,因而没有 3'-OH 形成,故很少能够被染色。TUNEL 实际上是分子生物学与形态学相结合的研究方法,对完整的单个凋亡细胞核或凋亡小体进行原位染色,能准确地反映细胞凋亡典型的生物化学和形态特征,可用于石蜡包埋组织切片、冰冻组织切片、培养的细胞和从组织中分离得到的细胞的细胞形态测定,并可检测出极少量的凋亡细胞,因而在细胞凋亡研究中被广泛采用。

【实验方法】

具体方法参照试剂盒说明书进行。

六、caspase-3 活性的检测

(一)Western blot 分析 procaspase-3 的活化,以及活化的 caspase-3 对底物多聚(ADP-核糖)聚合酶[poly(ADP-ribose)polymerase, PARP]等的裂解。

【实验原理】

Caspase 家族在介导细胞凋亡的过程中起着非常重要的作用,其中 caspase-3 为关键的执行分子,它在凋亡信号传导的许多途径中发挥功能。正常的 caspase-3 以酶原(32kD)的形式存在于胞浆中,在凋亡的早期阶段,它被激活,活化的 caspase-3 由两个大亚基(17kD)和两个小亚基(12kD)组成,裂解相应的胞浆胞核底物,最终导致细胞凋亡。但在细胞凋亡的晚期和死亡细胞中,caspase-3 的活性明显下降。

【实验方法】

(1)收集细胞,PBS 洗涤。

(2)抽提细胞裂解液,蛋白定量。

(3)SDS-PAGE 电泳,硝酸纤维素膜或 PVDF 膜转移,5%脱脂奶粉封闭,室温 1.5～2h

或 4℃过夜。

(4)caspase-3 多抗或单抗室温下反应 1～2h 或 4℃过夜。

(5)TBS-T(含 0.05% Tween 20 的 TBS)洗 3 次,5～10min/次。

(6)HRP 标记的羊抗鼠 IgG 或 AP 标记的羊抗鼠 IgG 室温反应 1～2h,TBS-T 洗 3 次,5～10min/次。

(7)ECL 显影或 NBT/BCIP 显色。

(二)荧光分光光度计分析

【实验原理】

活化的 caspase-3 能够特异切割 D1E2V3D4-X 底物,水解 D4-X 肽键。根据这一特点,设计出荧光物质偶联的短肽 Ac-DEVD-AMC。在共价偶联时,AMC 不能被激发荧光,短肽被水解后释放出 AMC,自由的 AMC 才能被激发发射荧光。根据释放的 AMC 荧光强度的大小,可以测定 caspase-3 的活性,从而反映 caspase-3 被活化的程度。

【实验方法】

(1)收获正常细胞或凋亡细胞,PBS 洗涤。

(2)制备细胞裂解液,加 Ac-DEVD-AMC(caspase-3 四肽荧光底物),37℃反应 1h。

(3)荧光分光光度计(Polarstar)分析荧光强度(激发光波长 380nm,发射光波长为 430～460nm)。

(三)流式细胞仪分析

【实验方法】

收获正常细胞或凋亡细胞,PBS 洗涤,加 Ac-DEVD-AMC 37℃反应 1h,UV 流式细胞计分析 caspase-3 阳性细胞数和平均荧光强度。

七、Annexin-Ⅴ和 PI 双染法

在本实验中,已经介绍了将荧光素标记的 Annexin-Ⅴ作为荧光探针,利用流式细胞仪或荧光显微镜可检测细胞凋亡的发生。碘化丙啶(propidine iodide, PI)是一种核酸染料,它不能透过完整的细胞膜,但在凋亡晚期的细胞和死细胞中,能够透过细胞膜而使细胞核红染。因此,将 Annexin-Ⅴ与 PI 匹配使用,就可以将凋亡早晚期的细胞以及死细胞区分开来。

由于细胞凋亡是 20 世纪细胞生物学的重要发现,其在医学生物学中具有非常重要的意义,因此检测细胞凋亡的方法也在不断地更新和发展中。除了我们以上介绍的方法以外,还有很多新的细胞凋亡检测手段,如凋亡相关蛋白 TFAR19 蛋白的表达和细胞定位分析等,有兴趣的读者可以参考有关的书籍和资料。

第二篇

医学微生物学实验

实验十五 电子显微镜的原理与使用方法

一、电子显微镜的原理

(一)透射电子显微镜(transmission electron microscope,TEM)

光学显微镜下无法看清小于0.2μm的超微结构,若要看清这些结构,必须选择波长更短的光源,以提高显微镜的分辨率。1932年Ruska发明了以电子束为光源的透射电子显微镜,电子束的波长要比可见光和紫外光短得多,并且电子束的波长与发射电子束的电压平方根成反比,也就是说,电压越高波长越短。目前,TEM的分辨率可达0.2nm。不同光源的波长见表15-1所示。

表15-1 不同光源的波长

名　　称	可见光	紫外线	X射线	α射线	电子束	
					0.1kV	10kV
波长(nm)	390～760	13～390	0.05～13	0.005～1	0.123	0.0122

电子显微镜与光学显微镜的成像原理基本一样(图15-1,15-2),所不同的是前者用电子束作光源,用电磁场作透镜。比较两种显微镜的光路,电子显微镜中的电子枪就相当于一个光源,发射的电子经过聚光镜会聚后打到样品上。从样品AB上发出的电子,经过物镜放大后,第一次成像到B′A′,经过投影放大后成像到荧光屏,把电子图像转换成可见光。电子显

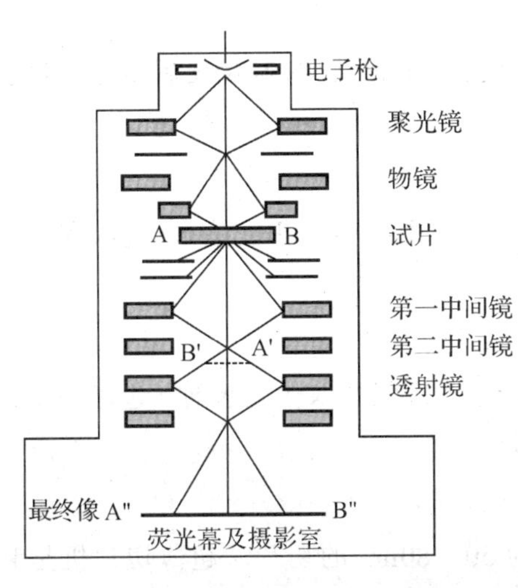

图15-1 透射电子显微镜原理

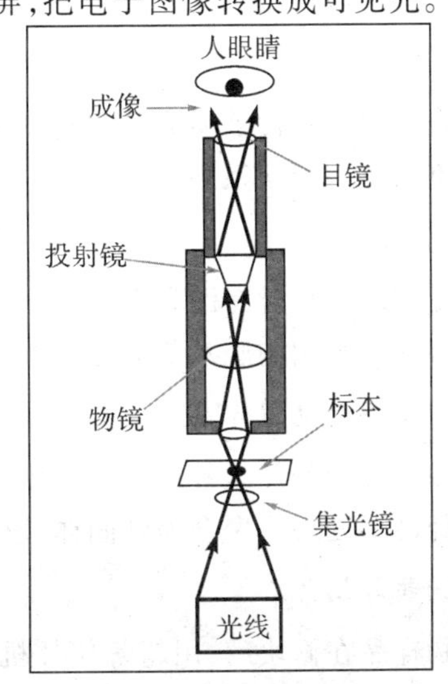

图15-2 光学显微镜原理

微镜的分辨率比光学显微镜有显著提高，能放大几万倍至几十万倍。

由于电子束的穿透力很弱，因此用于电子显微镜的标本必须制成厚度50nm左右的超薄切片。这种切片需要用超薄切片机制作。电子显微镜主要由电子照明系统、电磁透镜成像系统、真空系统、记录系统、电源系统等五部分构成。

透射电子显微镜的主机由电子光学系统、真空系统、供电系统和辅助系统四大部分组成。

（二）扫描电子显微镜（scanning electron microscope，SEM）

20世纪60年代问世的扫描电子显微镜主要用来观察标本的表面结构。工作原理是用一束极细的电子束扫描样品，在样品表面激发出次级电子，次级电子的多少与电子束入射角有关，也就是说与样品的表面结构有关。次级电子由探测体收集，并在那里被闪烁器转变为光信号，再经光电倍增管和放大器转变为电信号来控制荧光屏上电子束的强度，显示出与电子束同步的扫描图像。图像为立体形象，反映了标本的表面结构。为了使标本表面发射出次级电子，标本在固定、脱水后，要喷涂上一层重金属微粒，重金属在电子束的轰击下发出次级电子信号。

目前扫描电子显微镜的分辨率为6～10nm，因人眼能够区别荧光屏上两个相距0.2mm的光点，故扫描电镜的最大有效放大倍率为0.2mm/10nm＝20000×。

二、超薄切片样品的制备

一般的透射式电子显微镜的电子束的穿透能力较弱，大多数标本无法直接在电镜下垂直观察，必须切成厚度为10～100nm的超薄切片才可适用。

（一）取材

被取材的组织要新鲜，取材的时间要短，否则会出现自溶，严重者会使细胞超微结构受破坏，失去观察价值。取下的材料迅速用锋利的刀片修成0.5～10mm^3的小块，并立即投入盛有新鲜固定液的小瓶内。

（二）固定

固定的目的是使被研究的材料尽量保持生活状态的组织结构，避免死后变化。目前常用固定剂为戊二醛或锇酸。

（三）脱水

固定的组织块含有游离水，不能与包埋剂混合，必须用中间介质去除水分，以利于包埋剂浸透渗入。常用的脱水剂为乙醇或丙酮。

（四）浸渗和包埋

浸渗的目的是使某种适宜的液体介质（包埋剂）渗入组织块取代脱水剂。包埋是使浸入的介质经高温处理后聚合为坚固体，以利于超薄切片。

（五）超薄切片

生物样品在修块后，用超薄切片机切成厚约为50～80nm的切片。超薄切片机是利用机内金属杆在加热或冷却时长度的微小变化来促进供给的，切片的厚度可为50～80nm。切片厚度的控制是采用切片与水的界面反射光发生的干涉颜色来判定的。当切片厚度为40

～70nm时，干涉色为灰色和银白色。

承载切片的是金属载网，载网多为铜制，直径为3mm，用铜网直接从水中捞取被切下的薄片。

(六)电子染色

利用细胞成分同某些重金属形成螯合物，以增加电子散射来达到增强图像的反差，提高分辨率。目前常用重金属铅和铀的双重染色法。

三、样品负染技术

在生物样品中如病毒、细菌等微生物不适于电子染色，需要用一种特殊的样品制备技术——负染技术来制备。

负染技术的原理是：当某些重金属的盐溶液与生物材料的悬浮液混合后，重金属元素沉积到样品四周，这样，在有重金属元素沉积的地方，散射电子的能力强，因而样品四周表现为暗区，而在有样品的地方散射电子的能力弱，表现为亮区，把样品的外形与表面结构清楚地衬托出来。

实验十六 细菌的形态与结构

一、显微镜油镜使用法

【实验原理】

通过本实验熟练掌握显微镜油镜的使用和维护方法,熟悉油镜用油的原理以及油镜的维护。显微镜是观察细菌的主要工具。根据光源不同,可分为光学显微镜(图16-1)和电子显微镜两大类。前者以可见光为光源,后者则以电子束为光源。显微镜的物像是否清楚不仅取决于放大倍数,还与显微镜的分辨率(resolution,R)有关,分辨率是指显微镜(或人的眼睛距目标25cm处)能分辨物体最小间隔的能力,分辨率的大小决定于光的波长和镜口率以及介质的折射率,用公式表示为

$$R = 0.61\lambda / N.A.$$

$$N.A. = n\sin(\alpha/2)$$

式中:n 为介质折射率;α 为镜口角(标本对物镜镜口的张角);$N.A.$ 为镜口率(numeric aperture)。

镜口角 α 总是小于180°,所以 $\sin(\alpha/2)$ 的最大值必然小于1。

不同介质的折射率(n)见表16-1所示。

表16-1 介质的折射率(n)

介质	空气	水	香柏油	α溴萘
折射率(n)	1	1.33	1.515	1.66

普通光线的波长为400~700nm,因此显微镜分辨率数值不会小于0.2μm,人眼的分辨率是0.2mm,所以一般显微镜设计的最大放大倍数通常为1000×。

当使用油镜观察时,在标本片与镜头之间必须滴加镜油(香柏油),否则视野不清。原因是油镜物镜直径很小,光线通过玻片标本后在空气中发生折射,进入镜头的光线少,致使视野暗物像不清。如在标本与镜头间加香柏油,因为标本玻片的玻璃折射率(n = 1.65~1.78)与香柏油(n = 1.515)相近,所以可大大减少光线的折射,使进入镜头的光线增多,视野明亮,物像清晰,提高显微镜的分辨率(图16-2)。

细菌形态微小,以μm为测量单位,因此必须用光学显微镜的油镜放大1000倍左右才能清楚地看到细菌的形态特点。

【实验材料与仪器】

1. 普通光学显微镜(以下简称显微镜)、镜油(香柏油)、擦镜纸、二甲苯。
2. 被检细菌标本片。

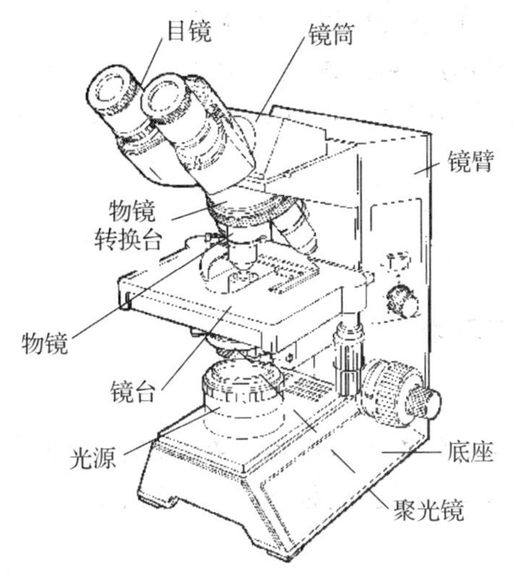

图 16-1　光学显微镜

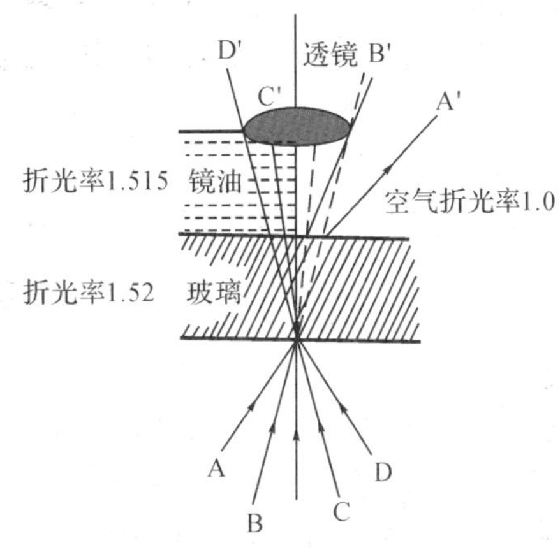

图 16-2 油镜使用的原理

【实验方法】

(一)对光

1. 反光镜调节:用低倍镜对光,通过目镜观察,用手调节反光镜(天然光源用平面镜,光源弱的地方用凹面反光镜),使视野光亮均匀。若显微镜带有人工光源,则只需接通电源即可。

2. 集光器和光圈的调节:若检查染色标本,则将集光器上升到最高位置,光圈完全打开,使光线最强;若检查不染色的活体标本,则将集光器适当下降,光圈适当缩小,用弱光。

(二)调节焦距,观察标本

1. 于标本上滴加镜油一滴,把标本片放在载物台上的标本固定夹内(注意:勿使标本放反),转动标本推进器上的纵向螺旋和横向转动螺旋,使标本位于工作物镜的正下方。然后从侧面观察,转动粗螺旋,使载物台缓缓上升(或油镜头缓缓下降),至油镜头浸入油中接近玻片为止(注意:调节粗螺旋时不要用力过猛、过急,以免损坏镜头或压坏标本)。

2. 通过目镜观察,同时再缓缓转动粗螺旋下降载物台或上升油镜头,当见到模糊图像时,转动细螺旋,上下调节即可见到清晰的物像。观察标本时,两眼宜同时睁开。然后一边移动标本片,一边观察,寻找理想的视野仔细观察。边观察,边绘图和记录。

(三)观察结束后整理

油镜用毕,先将油镜头上提,取下标本片,用滴有二甲苯的擦镜纸轻轻拭去油镜上的镜油(不许用手、布或其他纸张擦拭),再换洁净的擦镜纸拭去二甲苯,并用软布擦净显微镜上的灰尘,放入镜箱内或送至显微镜室。

【注意事项】

显微镜油镜的保护:

1. 显微镜是精密贵重的仪器,必须很好地保养。避免碰撞,各部分结构不得随意拆卸,以免损坏。

2. 观察完成后,移去观察的载玻片标本。用过油镜的,用擦镜纸蘸着二甲苯擦拭,最后再用擦镜纸将二甲苯擦去。转动物镜转换器,放在低倍镜的位置或呈“品”字形。

3. 将镜身下降到最低位置,调节好镜台上标本移动器的位置,罩上防尘套。

4. 显微镜放置的地方要防潮,同时避免阳光曝晒,避免腐蚀,勿接触强酸、强碱、氯仿、乙醚等。

【思考题】

1. 在油镜的使用过程中为什么要加镜油?

二、细菌的形态观察

【实验原理】

通过本实验认识与熟悉细菌的基本形态及其结构特点。各种细菌在一定条件下,均维持一定的形态和结构。细菌的形态与结构是鉴别细菌种类的根据之一,细菌结构又与其致病性强弱、免疫发生机制有一定关系。

【实验材料与仪器】

1. 普通光学显微镜、镜油、擦镜纸。

2. 观察标本

(1)球菌:葡萄球菌、链球菌、淋球菌涂片标本;

(2)杆菌:大肠杆菌、枯草杆菌涂片标本;

(3)弧菌:霍乱弧菌涂片标本;

(4)荚膜:肺炎双球菌荚膜标本;

(5)鞭毛:变形杆菌鞭毛标本;

(6)芽胞:破伤风梭菌芽胞标本。

【实验方法与结果】

1. 在玻片标本的正面,滴加镜油,用油镜观察。注意观察细菌基本形态,比较其形状、大小排列及染色性。

2. 观察细菌特殊结构:荚膜的特点,如大小、颜色与菌体的关系;鞭毛的特点,如鞭毛的形态,数目及其位置;芽胞的形状、颜色及位置。

3. 观察标本的同时,在实验报告纸上图示细菌基本形态及特殊结构,并用文字适当地描述。

【思考题】

1. 细菌的基本结构包括哪些?

2. 细菌有哪些特殊结构? 各有什么功能?

实验十七　细菌不染色标本观察法

【实验原理】

通过本实验了解细菌动力的显微镜检查法，观察有鞭毛与无鞭毛菌的运动特点。由于细菌本身为无色半透明，未经染色，能粗略地看到大小和形态。有鞭毛的细菌可借助鞭毛运动。不染色标本常用悬滴法或压滴法观察细菌的运动。

【实验材料与仪器】

1. 菌种：变形杆菌、葡萄球菌 8～12h 培养物。
2. 凹玻片、盖玻片、凡士林、显微镜。
3. 普通光学显微镜。

【实验方法】

（一）悬滴法

1. 取洁净凹面玻片一张，在凹窝周围涂以凡士林（图 17-1）。

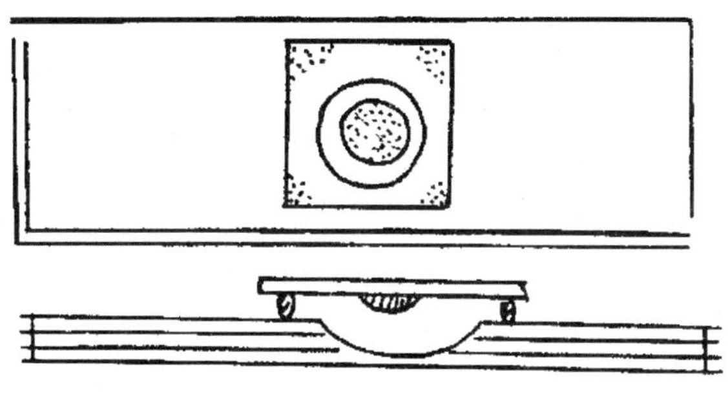

图 17-1　悬滴法（正面及侧面）

2. 取一环变形杆菌或葡萄球菌培养物，放于干净的盖玻片中央。

3. 将涂有凡士林的凹面载物片反转（凹向下），凹窝对准盖玻片的菌液滴，粘住盖玻片后再反转凹面载片，用接种环柄轻压盖片周围，使之与凹窝边缘粘紧，勿产生气泡，勿使菌液外溢。

4. 凹面载片置于镜台上，先以暗视野低倍物镜观察，找到液滴边缘后，将边缘移到视野中央，再换高倍镜观察，上下转动微螺旋，即可看到在较暗的视野中有反光较强的闪动或流动的菌体。

（二）压滴法

1. 用接种环取菌液置于洁净的载物玻片中央。

2. 将擦净的盖玻片置于菌液上，覆盖时，先用盖玻片一边接触菌液，缓缓放下盖玻片，防止玻片间产生气泡，滴加菌液量以覆盖玻片后无菌液溢出盖玻片为度。

3.将载片置于镜台上,用低倍物镜找到标本,再换高倍物镜观察。

【实验结果】

变形杆菌有明显的定向运动,从一处运动到另一处,即穿梭般运动说明有鞭毛。葡萄球菌呈原位的颤动,为环境中液体分子冲击造成。

【注意事项】

观察时光线不宜过强,适当降低聚光器,缩小光圈,形成暗视野,利于观察。

【思考题】

1.在观察细菌不染色标本时应注意些什么?

实验十八　细菌的染色标本检查法

细菌个体微小，无色半透明，不染色在镜下不易观察清晰，只有染色后，才能在镜下清晰地观察其形态特征，有助于菌种的鉴定。进行细菌染色时因其等电点低(pH2～5)，常用美兰、复红、结晶紫等碱性染料，易于着色。

染色方法有单染色与复染色，只用一种染料使细菌着色的方法称单染色法，用两种以上染料染色的方法叫复染色法，主要有革兰(Gram's)染色法、抗酸染色法，此外还有多种特殊染色法。

一、单染色法

【实验原理】

单染色法只能显示细菌的形态、排列，不能显示细菌结构，不能鉴别细菌。由于细菌在中性、弱碱性环境中大多数带正电荷，故易与带负电荷的碱性染料结合，如亚甲蓝、结晶紫、碱性复红等。

【实验材料与仪器】

1.菌种:大肠杆菌、金黄色葡萄球菌的固体培养物。

2.染液:0.5%吕氏亚甲蓝或1:10稀释石炭酸复红溶液。

3.载玻片、酒精灯、接种环、生理盐水、普通光学显微镜、镜油等。

【实验方法】

(一)标本片的制作

1.涂片:在洁净载玻片上滴一滴生理盐水，接种环烧灼灭菌后，取少许细菌培养物与生理盐水混合均匀，涂成直径1cm左右、厚度适宜均匀的菌膜。接种环于火焰上再次烧灼灭菌后放回原处。

2.干燥:涂片最好在空气中自然干燥，如欲加速干燥，可将标本面向上，距火焰稍远处慢慢烘干，切忌紧靠火焰，以防菌体变形，无法观察。

3.固定:涂片干燥后，标本面向上在火焰最热部分往返通过三次即可。固定的目的是杀死细菌，使菌体蛋白凝固与玻片黏附较牢，不易洗脱;其次是染色时染料容易渗透，细胞易着色。

(二)染色

在涂菌部位滴加吕氏亚甲蓝染液或石炭酸复红染液，染1～2min，用水轻轻冲去染料，滤纸吸干，油镜镜检。

【实验结果】

葡萄球菌、大肠杆菌被亚甲蓝染成蓝色，被稀释复红染成红色。

二、革兰染色法(Gram's 染色法)

【实验原理】

通过本实验掌握细菌涂片标本的制备法及革兰染色法。革兰染色法是一种复染法,是细菌学中最重要的染色方法之一。根据染色的结果将细菌分为革兰阳性菌和革兰阴性菌两大类。革兰阳性菌等电点(pH2～3)比阴性菌等电点(pH4～5)低,一般染色时染料的酸碱度在 pH7.0 左右,故阳性菌较阴性菌带有较多的负电荷,与碱性染料结合力较强,结合的染料较多,不易脱色。革兰阳性菌细胞内有某种特殊的化学成分,一般认为是核糖核酸镁盐与多糖的复合物,它与染料——媒染剂复合物相结合,使已着色的细菌不易脱色。革兰阳性菌的细胞壁通透性比阴性菌低,脱色剂(95%酒精)不易通过革兰阳性菌的细胞壁,将碘和染料的复合物溶解洗出,不易脱色,保留了紫色。

【实验材料与仪器】

1. 菌种:大肠杆菌、葡萄球菌 18～24h 固体培养物。

2. 染液:革兰一液(结晶紫液);

革兰二液(卢戈碘液);

革兰三液(95%酒精);

革兰四液(稀释石炭酸复红溶液)。

3. 普通光学显微镜、载玻片、镜油、接种环、酒精灯等。

【实验方法】

(一)制片

取细菌少许,涂片(涂成直径约 1cm 的菌膜),干燥后火焰固定。方法同单染色法。

(二)革兰染色

1.初染:在已固定好的标本片上滴加革兰一液 1～2 滴(以盖满标本面为度),染 1min 后,用细水流轻轻冲洗,甩去积水。

2.媒染:加革兰二液 1～2 滴,染 1min 后,细水流冲洗,甩去积水。

3.脱色:滴加革兰三液 2～3 滴,轻轻晃动玻片 3～5s(以助脱色),斜持玻片使酒精流去,再滴加酒精,如此反复,直到流下的酒精无色或呈淡紫色为止(约 30s),细水流冲洗,甩去积水。

4.复染:滴加革兰四液 1～2 滴,复染 30s,细水流冲洗,甩去积水,标本片用滤纸吸干,加一滴镜油后置油镜上观察。

【实验结果】

葡萄球菌呈葡萄状排列,呈紫色,为革兰阳性菌;大肠杆菌为散在的短小杆菌,呈红色,为革兰阴性菌。

【注意事项】

1.酒精脱色是革兰染色中的重要环节,如脱色过度,则革兰阳性菌可能被误染为革兰阴性菌;如脱色不够,则革兰阴性菌可能被误染为革兰阳性菌,所以脱色时间要很好掌握。脱色时间的长短还受涂片厚薄的影响,一般涂片时取菌要少,涂片薄而均匀为好。涂片太厚或菌体固定时间过长,都会影响染色结果。

2. 被检菌的培养条件、培养基成分、菌龄的不同等原因会影响染色结果，如革兰阳性菌的陈旧培养物也有出现革兰阴性菌的可能，所以被检菌的菌龄一般最好在 18～24h 之内。

【思考题】

1. 为什么通过革兰染色细菌得到阳性和阴性两种结果？

2. 革兰染色有什么应用？

三、抗酸染色法

【实验原理】

通过本实验掌握抗酸染色法，熟悉分枝杆菌的形态。分枝杆菌属的细菌具有抗酸性，抗酸染色法是一种鉴别分枝杆菌的方法。分枝杆菌含脂类较多，特别是其中的分枝菌酸与碱性复红结合成复合物，盐酸酒精不易将其脱色，染色液中的染料在菌体内保留较多。而非抗酸性菌细胞内的染料易离开菌体，不被着色。此外，抗酸染色与细菌细胞壁的完整性也有关系，如因机械作用或自溶而细胞破裂时，抗酸染色性消失。抗酸菌细胞壁能限制染料进入菌体内，因此染色时须加温，以促进细菌着色。常用的抗酸染色法是萋-纳(Ziehl-Neelsen)染色法。

【实验材料与仪器】

1. 肺结核患者痰标本(痰液已经 NaOH 处理)。

2. 染液：

抗酸染液(　)：石炭酸复红溶液；

抗酸染液(二)：3%盐酸酒精溶液；

抗酸染液(三)：碱性美兰溶液。

3. 载玻片、酒精灯、普通光学显微镜、接种环等。

【实验方法】

(一)制片

用接种环多次取痰液置载玻片中央，均匀涂成 1.5cm×2.0cm 的卵圆形厚膜涂片，自然干燥，火焰固定。

(二)染色

1. 在涂面上滴加抗酸染液(一)1～2 滴，在酒精灯上微微加温待蒸汽出现，维持 5min(切勿煮沸或煮干，随时补加染液，以防烤干)。冷却后，细水流冲洗。

2. 滴加抗酸染液(二)1～2 滴，脱色 30～60s，脱色时轻轻摇动玻片，直至无红色染料流下为止，然后细水流冲洗。

3. 滴加抗酸染液(三)1～2 滴，复染 60s，然后用细水流冲洗，吸水纸吸干后，油镜检查。

【实验结果】

结核杆菌在淡蓝色的背景下被染成红色，菌体细长或略带弯曲杆状，树枝状排列，有时着色不均，成颗粒状。标本中非抗酸细菌染成蓝色，镜检时应注意逐一观察各个视野，以免遗漏。

【思考题】

1. 为什么结核杆菌具有抗酸性？

2. 抗酸染色过程中应注意什么？

实验十九　细菌的特殊结构染色方法

一、荚膜染色法

【实验目的】

通过本实验观察细菌的荚膜，掌握荚膜染色法。

【实验原理】

某些细菌细胞壁外面有一层较厚的黏液层，称为荚膜。因为荚膜不易着色，常采用负染法，菌体和背景着色，菌体周围的荚膜不着色，呈现一个透明圈。此染色方法又称为黑斯(Hiss)染色法。

【实验材料与仪器】

1.肺炎链球菌培养物、小白鼠。

2.染液：结晶紫乙醇溶液(结晶紫乙醇饱和溶液5ml加95ml蒸馏水)、20%硫酸铜溶液。

3.载玻片、注射器、酒精灯、接种环、手术剪、小镊子、普通光学显微镜。

【实验方法】

1.制片：提前数日小白鼠腹腔注射肺炎链球菌菌液0.2ml/只。小鼠死亡后，解剖小白鼠，取脏器(肺、肝、脾或肾)或腹腔液涂片，自然干燥，火焰固定。

2.染色：涂片上滴加结晶紫乙醇溶液1～2滴，在火焰上略加热约1min，直至冒蒸汽为止，勿水洗。用20%硫酸铜溶液冲洗，吸水纸吸干，油镜观察。

【实验结果】

在小白鼠组织细胞周围，有散在成对的小尖矛形的紫色细菌，细菌周围有一无色或淡紫色的亮圈，即为荚膜，菌体和背景呈紫色。

二、芽胞染色法

【实验目的】

通过观察细菌的芽胞，掌握芽胞染色法。

【实验原理】

芽胞具有厚而致密的壁，通透性低，不易着色，一旦着色又难以脱色。所以染色时要加热以促进着色，染色后菌体易脱色，而芽胞不易脱色，复染后菌体和芽胞呈现不同的颜色。

【实验材料与仪器】

1.菌种：破伤风梭菌48～72h固体培养物。

2.染液：石炭酸复红染液、碱性亚甲蓝染液、95%乙醇溶液。

3.载玻片、酒精灯、接种环、手术剪、小镊子、普通光学显微镜。

【实验方法】

1.按照常规方法涂片，干燥固定，方法同前。

2.标本片上滴加石炭酸复红液1～2滴，微加热至产生蒸汽而不沸腾(随时添加染液，防止干涸)，维持5min，冷却后用水冲洗。以95%酒精脱色1min，至流下的液体为淡红色为止，细水流冲洗。

3.滴加碱性亚甲蓝染液染1min，细水流冲洗，标本片用吸水纸吸干，油镜观察。

【实验结果】

破伤风梭菌呈鼓槌状，菌体呈蓝色，芽胞球形呈红色，位于菌体一端。

三、鞭毛染色法

【实验目的】

通过观察细菌的鞭毛，掌握鞭毛染色法。

【实验原理】

细菌的鞭毛是非常纤细的原生质丝，是细菌的运动器官，只能用电子显微镜或暗视野下才能看到。在光学显微镜下，只有采用不稳定的胶体溶液作媒染剂，使在鞭毛上长成沉淀，使鞭毛的直径加粗后再进行染色，才能把鞭毛显示出来。由于菌龄较长的细菌鞭毛易脱落，所以做鞭毛染色时要用在短期内经多次反复移种的新鲜培养物。

【实验材料与仪器】

1.变形杆菌6～8h培养物。

2.鞭毛染液：

20%鞣酸溶液(加温溶解)	2ml
钾明矾饱和溶液	2ml
石炭酸饱和溶液	5ml
10%碱性复红液	1.5ml

将上述溶液混合后，在室温放置2～3天，用滤纸滤清，装在棕色滴瓶内备用。此液配成后5周内使用，不可久存。

【实验方法】

1.细菌的培养：将变形杆菌移种在新配制的营养琼脂斜面上，培养16～24h，如所用菌种久未移种，最好在斜面上每天移种一次，连续移种2～3次后使用。

2.在载玻片的一端和中间各加一滴蒸馏水，用接种环沾取少许菌苔在一端水滴中轻沾几下，再用接种环后部把中间水滴向侧端推，使之与一端水滴相接，然后将载玻片稍倾斜，使菌液随水滴缓缓流向另一端，再平放自然干燥。

3.在涂片上滴加染液染1～2min后，细水流冲洗，吸水纸吸干，油镜检查。

【实验结果】

菌体为红色，鞭毛为淡红色。

实验二十 细菌的人工培养方法

一、常用培养基的制备

【实验原理】

通过本实验学习并掌握微生物培养基的配制方法。培养基(media)是用人工方法将多种物质按各种微生物生长的需要而合成的一种混合营养基质,一般用来分离和培养细菌。常用的培养基有基础培养基、营养培养基、鉴别培养基、选择培养基、厌氧培养基和活组织培养基等。

【实验材料与仪器】

1. 试剂:牛肉或牛肉膏、蛋白胨、氯化钠、蒸馏水、琼脂粉、10%无菌脱纤维羊血等。

2. pH 试纸、滤纸、药匙、量筒、烧杯、吸管、洁净试管、无菌培养皿。

3. 高压蒸汽灭菌器、电子天平、水浴箱等。

【实验方法】

(一)液体基础培养基(肉汤培养基)的制备

1.制备牛肉汤:将新鲜牛肉 500g 切碎或搅碎,加水 1000ml,放 4℃冰箱浸泡过夜,次日煮沸 30min,放凉,使残余的脂肪凝固,再用绒布或滤纸过滤,将滤液补足至原量。此溶液称为肉浸液(如无新鲜牛肉,可用 0.3%~0.5%牛肉膏的水溶液代替)。

2.1000ml 肉浸液中加入蛋白胨 10g、氯化钠 5g,加热溶解,冷至 40~50℃,调节 pH 为 7.2~7.4。煮沸 3~5min,补足水分,过滤,分装于试管中或三角烧瓶中,103.46kPa(121℃)高压蒸汽灭菌 20~30min,冷后放 4 ℃备用。

可作无糖基础培养基用,适用于营养要求不高的细菌。

(二)半固体基础培养基

在 100ml 液体培养基中加琼脂 0.3~0.5g,加热至琼脂融化,分装试管(约 1/3 高),103.46kPa 高压灭菌,直立冷凝。

可作观察细菌动力和保存菌种用。

(三)固体基础培养基

1.在 100ml 液体培养基中加琼脂 2~3g,加热融化,分装于试管或三角烧瓶中,103.46kPa(121℃)高压蒸汽灭菌 20~30min。

2.取出后冷至 50℃左右,如需制成琼脂斜面,将试管倾斜一定的角度放置,琼脂肉汤凝固后即成普通琼脂斜面培养基;如需制成琼脂平板,以无菌操作倾入无菌平皿内,冷凝后即成普通平板培养基。

可作无糖基础培养基用,适用于营养要求不高的细菌。

(四)血液和巧克力琼脂培养基

将灭菌后的普通琼脂培养基加热融化,冷至50℃左右,以无菌操作加入10%无菌脱纤维羊血(临用前置37℃水浴预温30min),轻轻摇匀(避免产生气泡),分装于无菌试管或平皿内,凝固后即成血琼脂斜面和血琼脂平板。若琼脂温度在70~80℃之间时加入血液,并在80℃水浴中摇匀15~20min,倾注平板后即成巧克力琼脂平板。

血琼脂用于分离培养和保存营养要求高的细菌,巧克力琼脂主要用于分离培养奈瑟菌属、嗜血杆菌属等营养要求很高的细菌。

二、细菌人工培养的接种方法

细菌分离培养法是指将临床材料接种于适当的培养基上进行孵育,分离获得纯种细菌的方法。只有获得纯种细菌才能鉴定细菌,研究细菌的生物学特性、致病性及对药物的敏感性,进而指导临床治疗疾病。根据待检标本性质、培养目的和所用培养基的性质采用不同的接种方法。

(一)细菌分离培养接种法——平板划线(streak plate)分离培养法

在自然界中,患者被检材料(痰、便、脓汁及病灶分泌物等)中常有多种细菌混杂在一起,欲证明材料中有无某种细菌存在或专门研究其中某一种细菌时,必须先使各种细菌分散开,方能获得某种单一细菌的培养物,这种技术称为分离培养接种技术。方法有多种,如平板划线法、平板倾注法及动物接种分离法等,前者最为多用。

【实验原理】

利用平板分区划线分离细菌,分离得到单个菌落,使混杂在一起的细菌分散生长。将黏有混杂菌材料的接种环,从平板培养基表面反复而不重叠地划线,接种环上黏有的细菌逐渐减少,至划线的最后部分细菌可单个地留在培养基上,经培养后,生长繁殖成单个菌落。

【实验材料与仪器】

1.菌种:金黄色葡萄球菌和大肠杆菌18~24h的混合培养液。

2.普通琼脂平板培养基、接种环、酒精灯、温箱等。

【实验方法】分区划线分离法

1.右手持接种环在火焰上烧灼灭菌,待冷(约2~5s),于混合培养液中取一环菌液。

2.左手持琼脂平板,打开皿盖一边数厘米,将菌液涂抹在平板表面左侧边缘部分。烧灼接种环,冷却,自涂抹部分开始,连续平行或蛇形划线,直至平板的1/4,为1区(划线时接种环与培养基表面约呈45°)(图20-1)。

3.再次烧灼接种环,待冷,转动皿底45°,依次在平板2、3、4、5区划线接种。每划完一个区域是否需要对接种环烧灼灭菌视标本中含菌量多少而定。每一区的划线与上区交叉接触,每区线间保持一定距离,密而不重叠,如此形成后一区菌量少于前一区,逐渐减少至划线上为单个细菌,生长繁殖成单个菌落。

4.接种完毕,盖好皿盖,在平板上注明班组、姓名、日期,培养皿倒放,放置37℃温箱中培养。

5.37℃培养18~24h后取出,观察菌落的大小、形状、边缘、表面结构、颜色、透明度等性状。

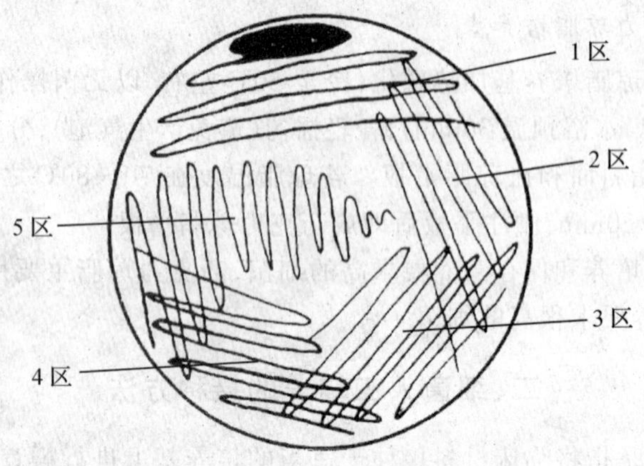

图 20-1 琼脂平板划线接种法

(1)大小：一般可描述为针尖大、粟粒大等，也可按实测 mm 数表示，大菌落直径在 5mm 以上，中等大菌落直径在 3mm 左右，小菌落直径在 1mm 左右。

(2)形状：点状、圆形、卵圆形、叶状等。

(3)边缘：整齐、锯齿状、毛发状等。

(4)表面：光滑、皱纹、湿润、干燥等；凸起、扁平、中心凹陷；均质性、颗粒状等。

(5)颜色：无色、白色、黄色、褐色等。

(6)透明度：透明、半透明、不透明等。

【实验结果】

观察到两种在大小、颜色等方面均不同的菌落。

(二)细菌纯培养接种法

【实验原理】

分离到纯种细菌后，常需接种至各种有关培养基，以进一步测试其生化反应等生物学性状。根据培养基的物理状态不同，纯种接种法有斜面培养基接种、液体培养基接种和半固体穿刺接种三种。斜面培养基接种法主要用于纯培养及保存菌种；液体培养基接种用于增菌；半固体穿刺接种用于保存菌种，观察细菌的动力和生化反应。

【实验材料与仪器】

1.菌种：大肠杆菌 18～24h 琼脂斜面培养物。

2.培养基：琼脂斜面培养基、液体基础培养基。

3.酒精灯、接种环、接种针、温箱。

【实验方法】

1.斜面培养基接种法：主要用于纯菌培养。

(1)左手拇指、食指、中指及无名指分别握持菌种管与待接种的培养基管，使菌种管位于外侧，培养基管位内侧。斜面部均应向上，管口稍高，以免管底凝固水浸湿培养基表面。

(2)右手拇、食指先转动两管胶塞，以便接种时易于拔取。

(3)右手持接种环，烧灼灭菌，柄部也要迅速通过火焰 2～3 次杀灭表面的杂菌，灭菌后拿在手中，勿与其他物接触。

(4)以右手无名指与小指拔取菌种管胶塞，再用手掌与小指拔取待接种管，随后将两管管口迅速通过火焰灭菌。

(5)用灭菌后冷却的接种环伸入菌种管,从斜面上挑取少许菌苔,退出管后再伸入待接种管,自斜面底部向上先划一条直线,然后再由底向上做蜿蜒划线(勿触破培养基表面,沾菌的接种环进出试管时不应触及试管内壁)(图 20-2)。

(6)接种毕,接种环火焰灭菌后放下。两管口迅速通过火焰 2～3 次灭菌,先将指掌间胶塞塞入待接种管内,后将无名指、小指间胶塞塞入菌种管上,将管放回原处。标记后,置 37℃ 温箱孵育 18～24h,观察生长情况。

2.液体培养基接种法:主要用于增菌培养及细菌的生化反应。

(1)如斜面培养基接种法,左手握持菌种管及待接种管。

(2) 接种环火焰灭菌,伸入菌种管取少量菌苔,再伸入肉汤管中在接近上面液面管壁上轻轻研磨(图 20-3),使细菌混于肉汤中。

(3)接种完毕,接种环灭菌后放下。分别塞好胶塞(方法同前)置 37℃ 孵育 18～24h,观察生长情况。

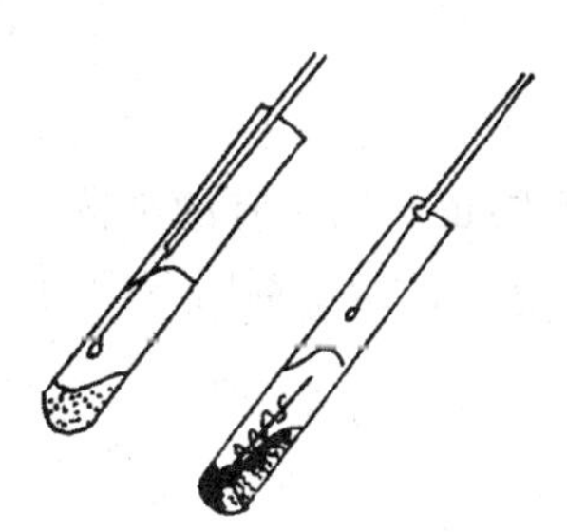

图 20-2 斜面培养基接种法

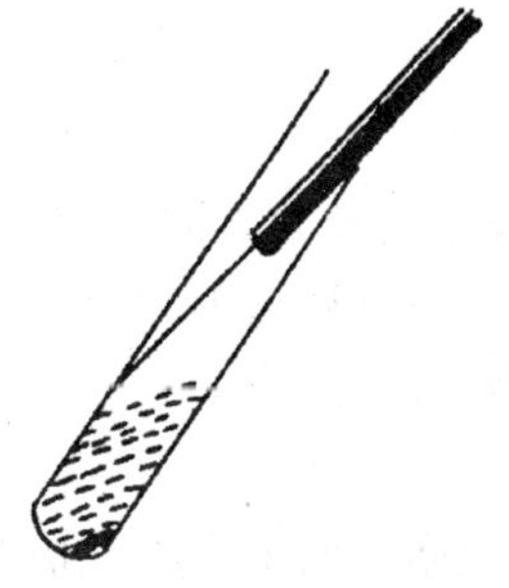

图 20-3 液体培养基接种法

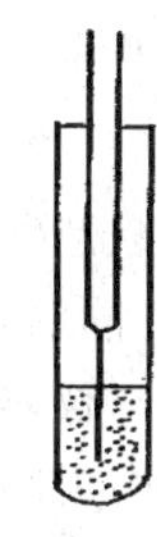

图 20-4 半固体培养基接种法

3.半固体穿刺接种法:半固体培养基常用于保存菌种和观察细菌的动力或生化反应。

(1)左手握持菌种管及待接种管(方法同前)。

(2)右手持接种针火焰灭菌,挑取少许菌苔,于待接种培养基中心垂直插入(图 6-4)近管底处,然后转动接种针原路退出(图 20-4)。

(3)接种完毕,接种针灭菌后放下,分别塞好胶塞。37℃ 温箱孵育 18～24h,观察有无细菌生长,细菌有无动力。

【实验结果】

1.记录实验结果:记录普通琼脂平板培养基、斜面培养基、半固体培养基和液体培养基的培养结果,说明有何实际意义。

2.细菌种类不同,在培养基上的生长状态也不相同。通过观察细菌生长状态,有助于鉴定细菌。

(1)斜面上生长状态观察:可见有均匀一致的菌苔,如有不同的菌落出现,则表明污染了杂菌。

(2)液体培养基中生长状态观察:培养前的液体培养基多为清彻透明的。接种细菌后,由于细菌种类不同,可有以下三种生长形式:

1)混浊:液体变为混浊。

2)菌膜:液体澄清,液体表面有一薄膜。

3)沉淀:液体较澄清,管底有沉淀物。

(3)半固体中生长状态观察:无鞭毛(无运动)的细菌,经培养后仅沿穿刺线生长,培养基清亮。有鞭毛能运动的细菌,沿穿刺线向外扩散,穿刺线模糊不清,培养基混浊。

【思考题】

1.细菌生长繁殖需要的基本条件是什么?

2.细菌分离培养的方法是什么?

三、细菌生化反应

不同种或型别的细菌,因为其形态和菌落特点基本相同,所以只依靠形态和菌落的观察,不能加以区别。但是由于不同种型的细菌所具有的酶系统不同,所以对营养物质的利用能力不同,其代谢过程中合成、分解的产物常有所不同,借此可以鉴别细菌,即为细菌的生化反应,生化反应必须使用纯种细菌。本次实验的目的是了解细菌生化反应常用培养基的制备方法,学习常用于肠道杆菌鉴别的几种生化反应。

(一)单糖发酵试验

【实验原理】

各种细菌的酶系统不同,发酵糖的能力不同,产生的分解产物也不同。有的细菌产酸、产气,有的只产酸不产气,有的细菌对某些糖不分解。单糖发酵管中的指示剂因不同的酸碱度而呈现不同的颜色,藉此可鉴别细菌。

【实验材料与仪器】

1.菌种:大肠杆菌、伤寒杆菌琼脂斜面18~24h培养物;

2.葡萄糖、乳糖发酵管(含1%糖,溴甲酚紫为指示剂);

3.酒精灯、接种环、接种针、温箱。

【实验方法】

1.大肠杆菌、伤寒杆菌各接种1支葡萄糖和1支乳糖发酵管。

2.置于37℃温箱培养18~24h后,观察结果。

【实验结果】

单糖发酵管颜色未改变时,说明细菌对该糖不分解,用“-”表示;当紫色变成黄色时,说明细菌分解该糖,用“+”表示;当培养基不仅变黄而且倒置小管中有气泡产生时,说明该细菌既分解该糖产酸又产气,用“⊕”表示。

(二)V-P试验(Voges-Proskauer test)

【实验原理】

某些细菌可分解葡萄糖产生丙酮酸,丙酮酸脱羧生成乙酰甲基甲醇,在碱性环境中被氧化为二乙酰,再与培养基中精氨酸的胍基结合,生成红色化合物,培养基变红色,即试验结果为“+”;培养基不变色,为“-”。

【实验材料与仪器】

1.大肠杆菌、产气杆菌18~24h培养物;

2.葡萄糖蛋白胨水培养基;

3.V-P试剂:甲液(6%α萘酚酒精溶液),乙液(40% KOH溶液);

4.酒精灯、接种环、接种针、温箱。

【实验方法】

分别将大肠杆菌、产气杆菌斜面培养物接种于葡萄糖蛋白胨水培养基中，置37℃培养48h，取出于每2ml培养液中分别加入V-P试剂甲液1ml，混匀，再加V-P试剂乙液4ml，充分振摇，静置5～15min，观察结果。

【实验结果】

产气杆菌管出现红色为V-P试验阳性，大肠杆菌无色时为V-P试验阴性。

（三）甲基红试验

【实验原理】

某些细菌可以分解葡萄糖产生丙酮酸，进而分解为甲酸、乙酸、乳酸等，使培养基pH值降低至4.5，加入甲基红指示剂呈红色，为甲基红试验阳性。若产酸量少或所产生的酸进一步转化为醇、醛、酮、气体和水，培养基pH值高于5.4，加入甲基红指示剂呈黄色，为阴性。

【实验材料与仪器】

1.大肠杆菌、产气杆菌18～24h培养物；

2.葡萄糖蛋白胨水培养基；

3.甲基红指示剂；

4.酒精灯、接种环、接种针、温箱。

【实验方法】

分别将大肠杆菌、产气杆菌斜面培养物接种于葡萄糖蛋白胨水培养基中，置37℃培养48h，取出后分别滴加甲基红指示剂2滴，混匀后观察结果。

【实验结果】

大肠杆菌呈红色为甲基红试验阳性，产气杆菌管出现黄色为甲基红试验阴性。

（四）枸橼酸盐利用试验

【实验原理】

某些细菌能利用枸橼酸盐作为碳源，并分解枸橼酸盐生成碳酸盐，使培养基变为碱性，培养基中的指示剂麝香草酚蓝由绿色转为深蓝色，为枸橼酸盐利用试验阳性。

【实验材料与仪器】

1.大肠杆菌、产气杆菌18～24h培养物；

2.枸橼酸盐培养基：含枸橼酸钠、磷酸二氢铵、磷酸氢二钾、氯化钠、麝香草酚蓝等；

3.酒精灯、接种环、接种针、温箱。

【实验方法】

分别将大肠杆菌、产气杆菌斜面培养物接种于枸橼酸盐培养基中，置37℃培养24h后，观察结果。

【实验结果】

产气杆菌管培养基斜面出现菌苔，呈现蓝色，为枸橼酸盐利用试验阳性，大肠杆菌管未见菌苔，呈绿色，为枸橼酸盐利用试验阴性。

(五)靛基质(吲哚)试验

【实验原理】

有些细菌具有色氨酸酶,能分解蛋白胨中的色氨酸而产生无色靛基质(吲哚),与滴加的靛基质试剂(对二甲基氨基苯甲醛)于培养基的液面上形成红色复合物——玫瑰吲哚,为吲哚阳性反应,仍呈黄色者为阴性反应。

【实验材料与仪器】

1.大肠杆菌、产气杆菌 18～24h 培养物;

2.蛋白胨水培养基、靛基质试剂(对二甲基氨基苯甲醛);

3.酒精灯、接种环、接种针、温箱。

【实验方法】

分别将大肠杆菌、产气杆菌斜面培养物接种于蛋白胨水培养基中,37℃培养 18～24h,每管沿管壁加靛基质试剂 2～3 滴,使试剂浮于培养物表面(不能摇匀),即刻观察结果。

【实验结果】

大肠杆菌管中两液面交界处形成玫瑰红色吲哚为阳性反应,产气杆菌管中无变化为阴性反应。

(六)硫化氢试验

【实验原理】

某些细菌能分解培养基中的含硫氨基酸(如胱氨酸),生成硫化氢,与培养基中的铁盐或铅盐形成硫化亚铁或硫化铅,呈黑色,为反应阳性。培养基颜色无变化,则为阴性。

【实验材料与仪器】

1.大肠杆菌、变形杆菌 18～24h 培养物;

2.醋酸铅培养基;

3.酒精灯、接种环、接种针、温箱。

【实验方法】

分别将大肠杆菌、变形杆菌接种于醋酸铅培养基,置 37℃温箱培养 18～24h 后,观察结果。

【实验结果】

变形杆菌培养管穿刺部位呈黑褐色,为阳性反应;大肠杆菌培养管颜色无变化,为阴性反应。

(七)尿素分解试验

【实验原理】

某些细菌具有尿素分解酶,能分解尿素产生大量的氨,使培养基变碱性,酚红指示剂呈紫红色,为阳性反应;不变色为阴性。

【实验材料与仪器】

1.痢疾杆菌、变形杆菌 18～24h 培养物;

2.尿素培养基:含尿素、蛋白胨、氯化钠、酚红指示剂等;

3.酒精灯、接种环、接种针、温箱。

【实验方法】

分别将痢疾杆菌、变形杆菌接种于尿素培养基上，置 37℃ 培养 18～24h 后，观察结果。

【实验结果】

变形杆菌管培养基呈紫红色为阳性反应，痢疾杆菌培养基不变色为阴性。

【思考题】

1. 什么叫细菌的生化反应？有何应用？

实验二十一 细菌的分布

一、自然环境中细菌的检查

【实验原理】

自然界分布着大量微生物,包括各种细菌、真菌等。通过本实验了解细菌分布的广泛性及细菌培养技术。

(一)空气中细菌的检查

【实验材料与仪器】

1. 普通琼脂平板培养基;

2. 酒精灯、接种环、温箱。

【实验方法】

1.取普通琼脂平板培养基4个,其中3个去盖置于不同的环境中(实验台、走廊、窗台),在空气中暴露15~30min,盖好皿盖。另外1个,不去盖作为阴性对照。

2.标记班组、姓名,放置于37℃温箱中培养18~24h后,取出观察结果。

【实验结果】

对照平板无菌落生长,去盖的3个平板表面有不同数目的菌落生长,比较菌落数的差异,并分析原因。

(二)水中细菌的检查

【实验材料与仪器】

1.高层琼脂培养基、水标本、无菌生理盐水;

2.无菌试管、吸管、空培养皿、细菌菌落计数器;

3.酒精灯、接种环、温箱。

【实验方法】

吸取1ml水标本加入无菌空平皿中,另外加入15ml融化且冷却至45℃的高层琼脂迅速与水标本混匀,冷凝后,置于37℃温箱培养18~24h后,观察结果。

【实验结果】

自来水或河水中都有一定量的细菌存在,计数菌落的数目。

二、正常人体的细菌检查

【实验原理】

在人体的体表和与外界相通的腔道中,都有一定量的细菌存在,在正常情况下不致病,这些细菌通过直接取标本染色或经过培养可以检出。

（一）皮肤细菌的检查

【实验材料与仪器】

1.普通琼脂平板培养基、2%碘酒、75%乙醇；

2.酒精灯、接种环、接种针、温箱。

【实验方法】

取普通琼脂平板一个，用蜡笔在背面分成三格，标记为1、2、3，先将手指在1处按指纹，然后将手指用碘酒、75%乙醇消毒后在2处按指纹，留3处作为空白对照。标记班组、姓名后，放置于37℃温箱培养18～24h后，取出观察结果。

【实验结果】

琼脂平板1处见大小不等、形态各异的菌落生长，2处无或很少菌落生长，3处无细菌生长。

（二）咽部细菌的检查

【实验材料与仪器】

血琼脂平板培养基、无菌棉拭子、接种环、酒精灯、温箱。

【实验方法】

用无菌的棉拭子在咽部取分泌物，涂在血琼脂平板一端，用接种环作分离划线接种，加盖后置于37℃温箱培养18～24h，取出观察细菌生长情况。

【实验结果】

血琼脂平板上可见大小不同、形态各异的菌落，有的小菌落周围有草绿色溶血环。

实验二十二　外界因素对细菌的影响

一、物理因素对细菌的影响

(一)常用消毒灭菌除菌器的介绍

1.高压蒸汽灭菌器

高压蒸汽灭菌器是目前应用最广、灭菌效果最好、最实用的灭菌器,种类有手提式、直立式和横卧式等,其构造及其使用原理基本相同。现以手提式高压蒸汽灭菌器为例,介绍构造和使用方法。

(1)构造:高压蒸汽灭菌器是一个双层的金属圆筒,两层之间盛水,外层坚固厚实,其上方有金属厚盖。盖旁附有螺旋,借以紧闭盖门,使蒸汽不能外溢,因而蒸汽压力随着其温度亦相应地增高,并附有排气阀门、安全活塞,以调节蒸汽压力,温度计及压力表显示内部的温度和压力(图 22-1)。

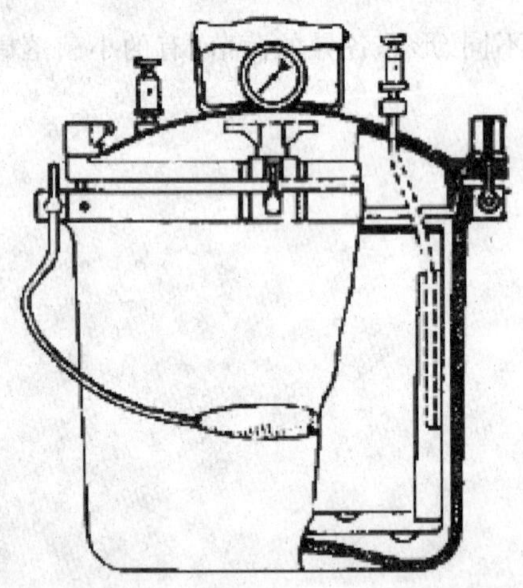

图 22-1　手提式高压蒸汽灭菌器

(2)使用方法:加水 3000ml 至外筒,待灭菌物品放入内筒。灭菌器盖盖上,拧紧螺旋使之密闭。灭菌器下用煤气或电炉等加热(全自动电热高压蒸汽灭菌器打开加热开关),同时打开排气阀门,排净其中冷空气,否则压力表上所示压力并非全部是蒸汽压力,灭菌将不完全。

待冷空气全部排出后(即水蒸气从排气阀中连续排出时),关闭排气阀。继续加热,待压力表渐渐升至所需压力和温度时(如 103.4kPa,121.3℃),调节热源,保持压力和温度,维持 15～30min。灭菌时间到达后,停止加热,待压力降至零时,打开排气阀,排除余气,开盖取物。切不可在压力尚未降低为零时突然打开排气阀门，以免灭菌器中液体外溢。

(3)用途：凡耐高温和潮湿的物品，如培养基、生理盐水、衣服、纱布、棉花、敷料、玻璃器材、传染性污物等都可应用本法灭菌。

2. 干热灭菌器(烤箱)

(1)构造：干热灭菌器是由双层铁板制成的方形金属箱，内层装有隔热的石棉板。箱底下放置大型火炉，或在箱壁中装置电热线圈。内壁上有数个孔，供流通空气用。箱前有铁门及玻璃门，箱内有数层金属箱板架。电热烤箱的前下方装有温度调节器，可以保持所需的温度。

(2)使用方法：将培养皿、吸管、试管等玻璃器材包装后放入箱内，闭门加热。当温度上升至160～170℃时，保持温度2h，到达时间后，停止加热，待温度自然下降至40℃以下，方可开门取物，否则冷空气突然进入，易引起玻璃炸裂。

(3)用途：耐高温的玻璃吸管、试管、培养皿、凡士林、液体石蜡等。

3. 滤菌器

滤菌器种类很多，孔径非常小，能阻挡细菌通过，它们可用陶瓷、硅藻土、石棉等制成。滤菌器可以除去细菌，但不能除去病毒、支原体、衣原体及L型细菌。

(1)常用的几种滤菌器的构造：

①赛氏(Seitz)滤菌器：金属滤器，石棉制成的滤板，滤板按孔径大小可分为三种：K滤孔最大，供澄清液体之用；EK滤孔较小，供滤过除菌；EK-S滤孔更小，可阻止一部分较大的病毒通过。滤板依靠侧面附带的紧固螺旋拧紧固定。

②玻璃滤菌器：玻璃制成，滤板采用细玻璃砂在一定高温下加压制成。孔径由0.15～250μm不等，分为G1、G2、G3、G4、G5、G6六种规格，G1、G2孔径较大，用于液体的澄清，G5、G6能阻挡细菌通过。

③薄膜滤菌器：用塑料制成，滤膜为醋酸纤维膜，孔径：0.025～14μm，能阻挡细菌通过。

(2)用途：不耐热液体，如血清、腹水、糖溶液、某些药物等的除菌。

(二)紫外线杀菌实验

【实验原理】

紫外线杀菌作用与波长有关，波长240～280nm有杀菌能力，其中265～266nm杀菌作用最强。细菌DNA吸收了紫外线引起胸腺嘧啶形成二聚体，从而干扰了DNA的复制，轻则发生突变，重则导致死亡。紫外线杀菌力强而稳定，但穿透力弱，不能透过普通玻璃和有色纸张，因此，只适用于直接照射的物体表面消毒或空气消毒。

【实验材料与仪器】

(1)大肠杆菌18～24h肉汤培养液；

(2)普通琼脂平板；

(3)紫外线灯、酒精灯、接种环、温箱。

【实验方法】

1. 取琼脂平板一只，用蜡笔划分为二等份，作标记。接种环取适量大肠杆菌密集划线接种，涂满1/2平板表面，空白的1/2做对照。

2. 将平皿放置在距紫外线60～100cm处，打开平皿盖，盖住平板一半，直接受紫外线照射30min后，盖好皿盖，置于37℃温箱，孵育18～24h后观察细菌生长情况。

【实验结果】

紫外灯管直接照射处无菌生长或仅有少量细菌生长,遮盖处有大量细菌生长。

二、化学因素对细菌的影响

【实验原理】

化学消毒剂的种类很多,杀菌机制因种类不同而异。主要通过使菌体蛋白变性或凝固,改变细胞膜的通透性,干扰细菌的代谢等方式,导致细菌死亡。

【实验材料与仪器】

1. 葡萄球菌、大肠杆菌 18~24h 肉汤培养液;

2. 普通琼脂平板培养基、无菌滤纸片、小镊子等;

3. 2%碘酒、3%来苏尔、1%龙胆紫、1∶1000 新洁尔灭;

4. 酒精灯、接种环、温箱。

【实验方法】

1.取 2 个无菌平板,用接种环分布取葡萄球菌及大肠杆菌数环,作来回划线接种,涂满琼脂平板培养基表面。

2.用无菌镊子取圆形滤纸片各 2 张,分别浸没于 2%碘酒、3%来苏尔、1%龙胆紫、1∶1000 新洁尔灭四种消毒剂种,将其再分别等距离贴在两平板内相应的区域,置于 37℃温箱,孵育 24h 后,观察并测量纸片周围抑菌环直径的大小。

【实验结果】

消毒剂纸片的周围的抑菌环直径大小表示该化学消毒剂杀菌作用的强弱。

三、细菌对抗生素的敏感性测定(琼脂扩散法)

【实验原理】

通过本实验体外测定细菌对抗菌药物的敏感性,了解药物敏感性试验方法及实践中的意义。抗生素是微生物的一种合成产物,因其有抑菌或杀菌作用,广泛应用于临床治疗。不同的菌种或菌株,对同一抗生素的敏感性不同,同一菌株或菌种对不同的抗生素的敏感性也不同。在临床上,有些细菌形成了耐药性,进行药物敏感性测定,选择最敏感的药物治疗,可以提高临床疗效。

含有定量抗菌药物的纸片贴在已接种待测细菌的琼脂平板上,纸片中所含的药物吸收琼脂中的水分溶解后便不断地向纸片周围区域扩散,形成递减的药物浓度。在纸片周围抑菌浓度范围内的细菌的生长被抑制,形成透明的抑菌环。其大小反映待测菌对测定药物的敏感程度,即抑菌环越大,越敏感。

【实验材料与仪器】

1.金黄色葡萄球菌、大肠杆菌 6~8h 肉汤培养物;

2.普遍琼脂平板;

3.含各种抗菌药物的纸片(青霉素、链霉素、氯霉素、庆大霉素、氟哌酸、先锋霉素、红霉素等);

4.酒精灯、接种环、小镊子、尺子、温箱等。

【实验方法】

1.取琼脂平板2个,分别接种金黄色葡萄球菌和大肠杆菌,用平行划线法轻轻将菌液均匀地密涂于培养基表面。用蜡笔在皿底均分四部分,并注明四种抗生素及菌别的标记(图22-2)。

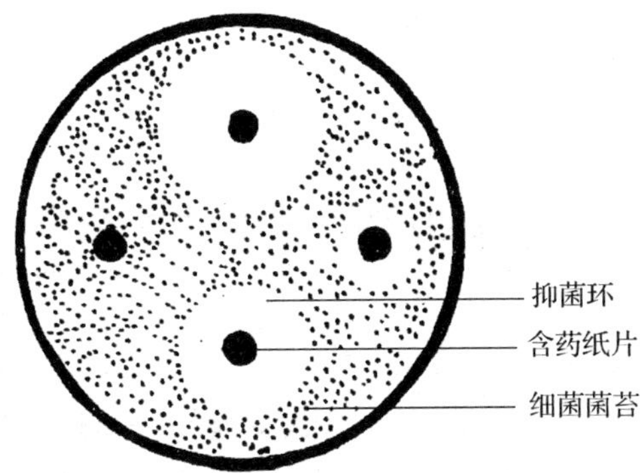

图22-2 细菌对抗生素的敏感试验(纸片法)

2.用无菌镊子取上述四种抗生素滤纸片,轻轻等距离贴于两个培养基相应区内,用镊子稍压使之贴紧。底向上放于37℃温箱中培养18~24h,观察抑菌环直径大小,以判定其敏感程度。

【实验结果】

细菌对药物敏感时,在该药纸片周围无细菌生长,称抑菌环。细菌对药物不敏感,药纸片周围有菌生长。一般认为抑菌环直径6~10mm为低度敏感,10~15mm为中度敏感,15mm以上为高度敏感。

【思考题】

1.革兰阳细菌和阴性菌对各种抗生素的敏感性为什么不同?

实验二十三 病原菌的致病性实验

一、透明质酸酶的扩散作用

【实验原理】

透明质酸酶也称扩散因子。透明质酸是一种黏蛋白多糖,有高度的黏性,在结缔组织细胞间呈"细胞黏合剂"的作用。细胞间的透明质酸被细菌产生的透明质酸酶分解后,细胞间隙扩大,通透性增加,细菌及其毒素易于向周围扩散。通过本实验来观察透明质酸酶的侵袭作用。

【实验材料与仪器】

1.家兔;

2.溶血性链球菌 24h 肉汤培养物滤液;

3.墨汁、生理盐水、70%酒精、无菌棉签等;

4.无菌注射器、吸管、小试管、手术剪、镊子。

【实验方法】

1.取家兔一只,剪去背两侧部分兔毛,用75%酒精局部消毒。

2.用吸管吸取 0.5ml 溶血性链球菌培养物滤液,放入盛有 0.5ml 墨汁小试管中,另取 0.5ml 生理盐水混于等量的墨汁小试管中充分混匀。

3.于家兔背部两侧分别皮内注射两种混液各 0.1ml(注射时注意,勿使黑色素漏出),注入后立即量两侧黑色素扩散区直径,1h 后再测两扩散区的直径,比较两侧记录结果。

【实验结果】

混有链球菌培养物滤液的黑色素扩散区明显大于生理盐水对照组扩散区。

二、破伤风梭菌外毒素的毒性作用

【实验原理】

破伤风痉挛外毒素被吸收后,至脊髓前角神经细胞,与神经节苷结合,封闭了脊髓抑制性突触,阻止释放抑制性介质——乙酰胆碱。因而阻止了上下神经原之间的正常抑制性冲动的传递,导致兴奋性异常增高和骨骼肌痉挛。本实验的目的是观察破伤风痉挛外毒素的毒性作用。

【实验材料与仪器】

1.动物:小白鼠;

2.破伤风痉挛外毒素,破伤风抗毒素;

3.无菌注射器、70%酒精、无菌棉签等。

【实验方法】

1.取小白鼠两只,1号小鼠腹腔注射破伤风抗毒素0.2ml(100单位),30min后,经右后腿肌内注射1:100稀释的破伤风痉挛外毒素0.2ml。

2.2号小鼠直接经右后腿肌内注射1:100稀释的破伤风痉挛外毒素0.2ml。

3.将两只小鼠分别标记后,喂养,并逐日观察有无发病情况。

【实验结果】

注射破伤风抗毒素的1号小白鼠正常生长。2号小白鼠可见尾部强直,注射毒素侧下肢麻痹,有强直痉挛,逐渐蔓延至另侧或全身,动物于2~3日内死亡。

三、血浆凝固酶试验

【实验原理】

致病性葡萄球菌大多能产生血浆凝固酶,在某些辅助因子的存在下,使含有枸橼酸钠或肝素抗凝剂的兔或人血浆中纤维蛋白原变成不溶性的纤维蛋白,而使血浆凝固;非致病性菌一般不产生此酶,因此,血浆凝固酶试验是鉴别葡萄球菌有无致病性的重要指标。

【实验材料与仪器】

1.金黄色葡萄球菌和表皮葡萄球菌血平板培养物。

2.抗凝兔血浆、生理盐水、毛细滴管、接种环、载玻片等。

【实验方法】(玻片法)

1.取洁净载玻片一张,于两端各加生理盐水一滴。

2.以灭菌接种环自血琼脂平板上挑取两种葡萄球菌培养物少许,分别混悬于玻片上的生理盐水内,使成均匀的细菌悬液,观察有无自凝现象,于每滴细菌悬液内,各加入抗凝兔血浆一滴,混匀。

3.数秒钟后观察结果,若细菌呈颗粒状凝集则为阳性,若无凝集则为阴性。

【实验结果】

金黄色葡萄球菌能产生血浆凝固酶,故此试验为阳性;表皮葡萄球菌不能产生血浆凝固酶,故此试验为阴性。

四、内毒素测定与鲎试验

【实验原理】

鲎试验是检测内毒素的一种试验方法,试验灵敏,能检出微量(0.0001μg/ml)内毒素。鲎是一种冷血动物,其血细胞的溶解产物与内毒素相遇即被凝固,机制尚不清楚,可能是溶解物中含有凝固蛋白原和一种高相对分子质量的凝固酶原,凝固酶原经内毒素激活转化成凝固酶,此酶使蛋白酶原变为凝固蛋白,再通过交联酶的作用,相互聚合形成纤维状凝胶。

【实验材料与仪器】

1.鲎试验试剂一套,待检测样品;

2.大肠杆菌内毒素(阳性对照)、无菌蒸馏水、待检液等;

3.吸管、小试管、试管架等。

【实验方法】

1.将鲎试剂按要求加入等量的不含有热原质的无菌蒸馏水,振摇2~3min使之溶解。

2.在试验管、阳性对照管及空白对照管中各加溶解物0.1ml。

	试验管	阳性对照	空白对照
鲎试剂溶解物(ml)	0.1	0.1	0.1
待检样品(ml)	0.1	-	-
大肠杆菌内毒素(ml)	-	0.1	-
溶解水(ml)	-	-	0.1
37℃ 1h后观察			
结果	凝固	凝固	未凝固

3.试管中加待检液0.1ml,阳性对照管加大肠杆菌内毒素0.1ml,空白对照管加溶解水0.1ml,置37℃水浴1h后观察结果。

【实验结果】

1.阳性对照管出现凝固,空白对照管无变化时,试验结果正确,再观察待检测样品管。

2.试验管出现凝固为阳性,证明有内毒素存在,如未出现凝固,证明无内毒素存在。

实验二十四 体液的杀菌作用

正常血清、淋巴液和组织液中有许多杀菌和抑菌物质，如补体、溶菌酶、乙型溶素等。这些都是固有免疫的重要组分。

一、溶菌酶试验

溶菌酶是一种碱性蛋白质，广泛分布于血清、泪液、唾液及鼻腔分泌物中，主要作用于革兰阳性菌。测定体液和分泌物中溶菌酶的含量及其变动情况，可作为了解机体天然抵抗力的指标之一，测定方法有分光光度计测定法和琼脂平板测定法。

【实验原理】

溶菌酶作用于革兰阳性菌细胞壁的肽聚糖，使之分解，细胞壁失去韧性，使细菌发生渗透性溶解。通过本实验可以了解溶菌酶的杀菌原理，观察溶菌现象。

【实验材料与仪器】

1. 菌种：溶壁微球菌（*M. Lysodeikticus*）菌液。
2. 培养基：1%高层琼脂（1g 琼脂粉溶于 100ml pH6.4 1/15mol/L 磷酸盐缓冲液）。
3. 无菌平皿、恒温水浴箱、打孔器、毛细吸管等。

【实验方法】琼脂平板测定法

1. 溶壁微球菌（*M. Lysodeikticus*）菌液 1ml 加入无菌平皿中，然后加入融化高层琼脂（冷至 60～70℃）15ml 混匀，厚约 4mm 静置待凝。
2. 用小试管打孔四个，距离相等。
3. 用毛细吸管于三个孔中各加唾液至满，另一孔加生理盐水作对照。
4. 置 24～26℃ 孵育 15～18h，观察孔周围的溶菌环并测其直径大小。

【实验结果】

唾液中含溶菌酶，使溶壁微球菌溶解，孔周围出现透明的无菌环，环的直径与溶菌酶的浓度成正比，生理盐水对照孔周围无溶菌环出现。

二、正常血清的杀菌作用

【实验原理】

血清中杀菌物质的杀菌作用各不相同，如补体主要作用于革兰阴性菌，而溶菌酶、乙型溶素均为碱性多肽，主要作用于革兰阳性菌。通过本实验观察血清的杀菌现象。

【实验材料与仪器】

1. 血清：新鲜无菌兔及豚鼠血清。
2. 菌种：1:5000 稀释的伤寒杆菌培养物。
3. 普通琼脂平板、无菌小试管、吸管、水浴箱。

【实验方法】

1.取三支无菌小试管,用蜡笔注明1、2、3号,无菌操作向三管内各加无菌兔血清0.5ml。

2.将2、3号管兔血清在56℃水浴中加热30min,然后再向3号管中加0.1ml无菌新鲜豚鼠血清,用无菌吸管吸伤寒杆菌液,向三管中各加0.5ml混匀,放入37℃温箱中培养2h。

3.取一只平板培养基,用蜡笔在皿底三等份划开,并注明1、2、3。用接种环从三管中分别取出菌液接种于平板的相应处,37℃温箱孵育24h,观察有无细菌生长。

【实验结果】

1、3号管接种后,无细菌生长,2号管接种后有细菌生长。

实验二十五　病原性球菌

病原性球菌主要包括葡萄球菌、链球菌、肺炎球菌、脑膜炎球菌及淋球菌，是人类化脓性感染的常见病原体，故又称为化脓性球菌。细菌在形态、染色与培养等方面都有各自的特点，可用于鉴别。当难以确定它们的致病性或耐药性时，可进一步实验，最后鉴定。

一、葡萄球菌、链球菌、肺炎球菌、脑膜炎球菌和淋球菌的形态及染色性

【实验原理】

葡萄球菌、链球菌、肺炎球菌、脑膜炎球菌和淋球菌的形态及染色特点各不相同。

【实验材料与仪器】

1.金黄色葡萄球菌、链球菌、肺炎球菌及脑膜炎球菌革兰染色标本片。

2.肺炎球菌荚膜染色标本片。

3.普通光学显微镜、镜油、擦镜纸等。

【实验方法】

在普通光学显微镜上观察上述病原性球菌。

【实验结果】

1.金黄色葡萄球菌菌体呈球形、排列成葡萄串状、革兰染色阳性。

2.链球菌菌体呈球形或卵圆形、链状排列、革兰染色阳性。

3.肺炎球菌菌体呈卵圆形或矛头状，常成双排列，钝端相对，尖端相背。菌体外有明显荚膜，革兰染色阳性。在普通染色标本中，因荚膜不易着色，在荚膜区呈现不着色的半透明环，围绕在菌体外面。用特殊染色(荚膜染色)法可使荚膜着色。本次观察标本为赫斯荚膜染色法，菌体与背景均呈紫色，荚膜为淡蓝色。

4.在患者脑脊液涂片标本中，脑膜炎球菌常位于中性粒细胞内外，菌体呈肾形，成双排列，凹面相对，革兰染色阴性。

5.淋球菌革兰染色阴性，常成双排列，两球菌的接触面平坦，于染色标本中形似一对咖啡豆。

二、葡萄球菌、链球菌及肺炎球菌培养特性

【实验原理】

金黄色葡萄球菌、表皮葡萄球菌，甲型、乙型、丙型溶血性链球菌及肺炎球菌在血琼脂平板上菌落特点及溶血性各不相同。

【实验材料与仪器】

金黄色葡萄球菌、表皮葡萄球菌、甲型溶血性链球菌、乙型溶血性链球菌、丙型溶血性链球菌及肺炎球菌和链球菌血琼脂平板培养物。

【实验方法】

观察上述细菌的血琼脂平板培养物，比较每种菌单个菌落的形态、大小、表面、边缘、透明度、颜色及溶血性。

【实验结果】

1. 三种葡萄球菌的单个菌落为圆形、凸起、表面光滑、湿润、边缘整齐、不透明、中等大小(直径约 2mm)。金黄色葡萄球菌产生金黄色脂溶性色素，菌落呈金黄色，还可产生溶血毒素，使菌落周围有明显透明的完全溶血环。表皮葡萄球菌产生白色或柠檬色脂溶性色素，菌落呈白色或柠檬色；一般不产生溶血毒素，故菌落周围无溶血环。

2. 两种链球菌血琼脂平板上形成圆形隆起、灰白色、表面光滑、半透明或不透明的微小(直径为 0.5～0.7mm)菌落。甲型溶血性链球菌菌落周围有 1～2mm 宽的草绿色溶血环，这种草绿色物质可能是细菌产生的，使血红蛋白氧化成正铁血红蛋白的氧化产物。乙型溶血性链球菌菌落周围有 2～4mm 宽、界限分明、完全透明的溶血环。

3. 肺炎球菌在血琼脂平板上形成圆形、光滑、扁平、透明或半透明细小菌落。在菌落周围有草绿色狭窄溶血环，与甲型链球菌相似。培养时间稍久，因本菌产生自溶酶，出现自溶现象，致使菌落中央凹陷，呈脐状。

三、抗链球菌溶血毒素“O”试验

【实验原理】

链球菌溶血毒素“O”是溶血性链球菌的代谢产物之一，是一种含巯基的蛋白质，能溶解红细胞，易被氧化，与空气接触可暂时失去溶血能力，形成—S—S—基，但可借还原剂的作用使其恢复活力，重新具有溶血作用。溶血毒素“O”具有很强的抗原性，人受溶血性链球菌感染后约 85%～90% 的患者感染后 2～3 周到病愈后数月或一年可查到链球菌溶血毒素“O”抗体(即抗“O”抗体)。若被检血清中有相应抗体，与溶血毒素“O”结合，可使其失去溶血能力，表示机体近期曾受过溶血性链球菌感染或反复受过溶血性链球菌侵害。依据抗链球菌溶血毒素“O”抗体效价高低可辅助诊断风湿热、急性肾小球肾炎等。

通过本实验了解抗链球菌溶血毒素“O”试验的原理、方法、结果及意义。

【实验材料与仪器】

1. 待检血清。

2. 还原溶血毒素“O”、pH6.5 缓冲液、2% 兔红细胞悬液。

3. 小试管、吸管、试管架、37℃ 水浴箱等。

【实验方法】

1. 稀释血清：待检血清先经 56℃、30min 灭活。排列 3 支试管于试验架上，先于第 1、第 2 管中各加 pH6.5 缓冲液 0.9ml，于第 3 管中加入 1.6ml，然后于第 1 管内加入已灭活待检血清 0.1ml 混匀，吸出 0.1ml 至第 2 管混匀，再从第 2 管吸出 0.4ml 至第 3 管混匀(如表 25-1 所示)。

表 25-1

试 管 号	1	2	3
pH6.5 缓冲液(ml)	0.9	0.9	1.6
待检血清(ml)	0.1		
稀释血清(ml)		0.4	0.4
血清稀释倍数	1:10	1:100	1:500

2.溶血毒素配制:使用时可按溶血毒素制品标明之效价及用法,加入 pH6.5 缓冲液溶解,置于 37℃水浴箱内 10min,使溶血毒素充分激活,即可使用,并于 30min 内使用完毕。

3.待检血清抗“O”抗体测定法(如表 25-2 所示)。

表 25-2

试 管 号	1	2	3	4	5	6
1:100 稀释血清(ml)	0.1	0.075	–	–	–	–
1:500 稀释血清(ml)	–	–	0.25	0.2	0.15	0.1
缓冲液(ml)	0.15	0.175	–	0.05	0.1	0.15
还原溶血毒素“O”(ml)	0.125	0.125	0.125	0.125	0.125	0.125
摇匀后置 37℃水浴箱内 15min						
2%红细胞悬液(ml)	0.125	0.125	0.125	0.125	0.125	0.125
摇匀后置 37℃水浴箱内 45min						
血清稀释倍数	250	333	500	625	833	1250

(1)每份待检标本排列小试管 6 支,按上表所示剂量,各管分别加入 1:100、1:500 稀释血清及 pH6.5 缓冲液。

(2)每管加入还原溶血毒素“O”0.125ml,摇匀后,再放入 37℃水浴箱内作用 15min。

(3)每管加入 2%兔红细胞悬液 0.125ml 摇匀后,再放入 37℃水浴箱内作用 45min 后取出观察结果。

【实验结果】

溶血者液体澄清,不溶血者液体混浊。血清最高稀释倍数仍呈完全不溶血者即为该血清的抗“O”单位(效价)。如第 1～4 管完全不溶血,而第 5 管呈现轻微的不溶血,结果为 625 单位,正常人一般低于 500 单位。

如溶血现象不明显,则试管低速离心 5min,或置室温数小时,待红细胞下沉后,即得清晰结果。

【思考题】

1.抗链球菌溶血毒素“O”试验的原理是什么?有何临床应用?

实验二十六　化脓性球菌脓汁的检查

【实验原理】

化脓性感染在临床上是比较常见的，引起化脓性感染的细菌种类很多，如金黄色葡萄球菌、乙型溶血性链球菌、大肠杆菌、绿脓杆菌、变形杆菌等，本实验中主要以常见的病原性球菌作为检查对象。近年来由于抗生素的广泛应用，很多细菌都产生了耐药性。因此，分离出来的细菌，还需要进行药物敏感试验。

【实验材料与仪器】

1. 待检脓汁标本。

2. 血琼脂平板培养基。

3. 革兰染色液、酒精灯、载玻片、接种环、普通光学显微镜等。

【实验方法】

（一）涂片镜检

将脓汁涂片，做革兰染色后镜检。注意观察细菌形态、排列及染色性。

（二）分离培养

1. 将脓汁材料用划线分离法接种于血琼脂平板上，置37℃温箱中培养18～24h（先作培养、后作涂片，以避免污染）。

2. 次日观察结果（菌落特点及溶血情况等），选取可疑菌落，进行涂片、革兰染色、镜检。依菌落的特征和涂片染色检查所显示的形态特征，大多可初步判断出细菌的种属。根据需要再作进一步鉴定（生化反应、致病力试验等）及药物敏感试验。

【思考题】

1. 临床上常见的引起化脓性感染的细菌有哪些？

实验二十七 肠道杆菌

【实验原理】

肠道杆菌是一大群生物学性状相似的革兰阴性无芽胞杆菌,大多数寄生在人和动物的肠道中,也存在于水、土壤或腐败的物质上,有的构成肠道正常菌群,如大肠杆菌等;有的经消化道侵入后,对人类有明显的致病作用,如沙门菌、痢疾杆菌等。

鉴别肠道杆菌一般用生化反应作初步鉴定,然后依据各菌的抗原特异性进一步做血清学鉴定。

一、肠道杆菌的形态及染色性

【实验材料与仪器】

1. 大肠杆菌,伤寒杆菌,甲、乙型副伤寒杆菌及痢疾杆菌革兰染色标本片。

2. 普通光学显微镜、镜油、擦镜纸。

【实验方法】

取上述肠道杆菌革兰染色标本片置显微镜下,观察细菌形态及染色特点。

【实验结果】

上述肠道杆菌均为革兰阴性短杆菌,形态染色不易区别。

二、肠道杆菌培养特性

【实验材料与仪器】

大肠杆菌,伤寒杆菌,甲、乙型副伤寒杆菌及痢疾杆菌中国兰琼脂平板和SS琼脂平板培养物。

【实验方法】

分别观察大肠杆菌,伤寒杆菌,甲、乙型副伤寒杆菌,福氏、宋内痢疾杆菌在中国兰琼脂平板和SS琼脂平板上生长的菌落,注意其大小、颜色及透明度。

【实验结果】

1. 大肠杆菌菌落较大,光滑湿润,不透明,在中国兰琼脂平板上形成蓝色菌落,在SS琼脂平板上形成红色菌落。

2. 三种沙门菌均形成无色、半透明、中等大小菌落。

3. 两种痢疾杆菌菌落与沙门菌菌落相似。

三、肠道杆菌的生化反应

【实验材料与仪器】

1. 大肠杆菌,伤寒杆菌,甲、乙型副伤寒杆菌,福氏痢疾杆菌,普通变形杆菌六种肠道杆菌生化反应管(葡萄糖、乳糖、甘露糖、靛基质、硫化氢、尿素分解和动力实验)培养物。

2.上述六种肠道杆菌蛋白胨水培养物。

【实验方法】

1.观察上述六种肠道杆菌的生长情况,注意有无动力和颜色变化。

2.观察上述六种肠道杆菌在单糖发酵管内的生长情况,注意是否产酸、产气。

3.于上述六种肠道杆菌蛋白胨水培养物内,分别加入靛基质(吲哚)试剂,观察有无吲哚产生。

【实验结果】

六种肠道杆菌生化反应结果见下表:

菌　名	葡萄糖	甘露醇	乳　糖	靛基质	硫化氢	尿素分解	动　力
大肠杆菌	⊕	⊕	⊕	+	-	-	+
伤寒杆菌	+	+	-	-	-/+	-	+
甲型副伤寒杆菌	⊕	⊕	-	-	-/+	-	+
乙型副伤寒杆菌	⊕	⊕	-	-	+	-	+
福氏痢疾杆菌	+	+	-	-/+	-	-	-
普通变形杆菌	⊕	-	-	+	+	+	+

注:+表示产酸或阳性,⊕表示产酸和产气,-表示无变化或阴性。

【思考题】

1. 肠道杆菌有什么共同特征?

2. 如何鉴别致病性肠道杆菌?

实验二十八 粪便标本中致病性肠道杆菌的分离与鉴定

【实验原理】

致病性肠道杆菌主要是伤寒杆菌、副伤寒杆菌和痢疾杆菌等，它们都是革兰阴性杆菌，在形态上相互间不易鉴别。肠道正常菌丛中的大肠杆菌也是革兰阴性杆菌，在形态上也与致病性肠道杆菌难以区别。欲从粪便标本中检出致病性肠道杆菌，达到对传染病进行病原学诊断的目的，必须首先把粪便中的肠道杆菌各自分开，再依其生化反应、血清学试验进行鉴定。通过本实验初步掌握从粪便标本中分离与鉴定致病性肠道杆菌的方法。

SS 培养基为分离肠道病原菌的选择培养基。中性红在培养基中起指示剂作用，大肠杆菌能迅速分解乳糖产酸与胆盐结合成胆酸，故菌落是粉红色；病原菌不分解乳糖，故菌落为微黄色或无色。培养基中的胆盐、枸橼酸盐对革兰阳性杆菌及多数大肠杆菌有较强的抑制作用。硫代硫酸钠有缓和胆盐对志贺菌及沙门菌的毒性作用，并中和煌绿、中性红染料的毒性。

半固体、双糖含铁培养基以酚红为指示剂，酸性时呈黄色，碱性时呈红色。下层为含葡萄糖的半固体培养基，可以观察细菌的动力和对葡萄糖的发酵能力。上层为含乳糖的亚铁固体，主要观察对乳糖的发酵情况，产生 H_2S 的能力。葡萄糖含量仅为乳糖的 1/10，若细菌只分解葡萄糖，不分解乳糖，则产酸量少，斜面部分因接触空气而氧化，所以斜面和底层先呈黄色，后来斜面变成红色。若细菌分解双糖而产酸产气，则培养基均呈黄色，且有气泡产生。细菌产生 H_2S 时，遇硫酸亚铁，形成黑色硫化铁。

【实验材料与仪器】

1. 病人粪便标本。
2. SS 琼脂平板、半固体双糖含铁培养基、沙门菌与痢疾杆菌诊断血清等。
3. 载玻片、酒精灯、接种环、温箱。

【实验方法】

1. 粪便标本首先接种于增菌培养基(必要时)。
2. SS 琼脂平板分离培养：将粪便标本分区划线接种于 SS 琼脂平板上，置 37℃ 温箱中孵育 18～24h，取出平板观察细菌菌落生长情况。
3. 半固体双糖含铁培养基接种：从 SS 琼脂平板上挑选致病性肠道杆菌的可疑菌落(较小、无色、半透明或黑色中心)，接种在半固体双糖含铁培养基内，37℃ 培养 18～24h，取出观察结果。
4. 血清学鉴定——玻片凝集：根据在半固体双糖含铁培养基内的生长情况，进一步用已知沙门菌或痢疾杆菌诊断血清进行血清学(玻片凝集)试验及其他生化反应试验，作出最后鉴定。

【实验结果】

几种常见致病性肠道杆菌在半固体双糖含铁培养基上的生长情况及血清学鉴定结果如下表所示：

半固体双糖含铁培养基		诊断血清					致病性肠道杆菌
上层(乳糖)	下层(葡萄糖)	伤寒	副甲	副乙	福氏	宋内	
不分解；产生 H_2S 或不产生	分解：产酸、不产气；有动力	+	−	−	−	−	伤寒菌杆
不分解；不产生 H_2S	分解：产酸、产气，有动力	−	+	−	−	−	甲型副伤寒杆菌
不分解；产生 H_2S	分解：产酸、产气，有动力	−	−	+	—	—	乙型副伤寒杆菌
不分解；不产生 H_2S	分解：产酸、不产气，无动力	−	−	−	+	—	福氏痢疾杆菌
迟缓分解；不产生 H_2S	分解：产酸、不产气，无动力	−	−	−	—	+	宋内痢疾杆菌

实验二十九　需氧芽胞杆菌

本属为一群革兰阳性产生芽胞的较大杆菌，需氧或兼性厌氧。唯炭疽杆菌对人或动物都有很强的致病性，其他均为非致病菌（如枯草杆菌等）。由于这类细菌形态和培养性状与炭疽杆菌相似，故统称为类炭疽杆菌。

一、炭疽杆菌和枯草杆菌的生物学特性

【实验材料与仪器】

1. 炭疽杆菌感染动物组织涂片革兰染色标本片。
2. 枯草杆菌革兰染色标本片。
3. 炭疽杆菌和枯草杆菌血琼脂平板培养物。
4. 炭疽杆菌及枯草杆菌半固体培养基培养物。
5. 普通光学显微镜、镜油、擦镜纸。

【实验方法】

1. 取炭疽杆菌及枯草杆菌革兰染色标本片，置显微镜下观察其形态与染色性，注意两种细菌形态、结构、排列及染色性的异同。
2. 观察炭疽杆菌和枯草杆菌在血琼脂平板上菌落形态及溶血性的异同。
3. 观察炭疽杆菌和枯草杆菌于半固体培养基中的生长情况，注意有无动力。

【实验结果】

1. 炭疽杆菌为致病菌中菌体最大者，单个存在或几个相连成短链，菌体相连处有清晰的间隙，如竹节状，菌体周围有荚膜，革兰染色阳性。枯草杆菌较炭疽杆菌短小，两端钝圆，单个存在或呈短链，革兰染色阳性，有芽胞形成。
2. 炭疽杆菌菌落灰白，不透明，大而扁平，表面粗糙，边缘不整齐，菌落周围一般无溶血环。

枯草杆菌菌落较大，灰白色，稍隆起，表面粗糙，边缘不整齐，菌落周围有明显的溶血环。

3. 在半固体培养基中，炭疽杆菌无鞭毛，不能运动，故沿穿刺线生长；枯草杆菌有鞭毛，能运动，故自穿刺线向四周扩散生长。

二、炭疽杆菌串珠实验

【实验原理】

炭疽杆菌的幼龄培养物常呈链状排列，在含有低浓度青霉素（0.05～0.5U/ml）的培养基中，可以发生形态变异；由于细胞壁的合成被抑制，菌体内部渗透压高，菌体膨胀为圆球形，并相连成串珠状，而其他需氧芽胞杆菌则不出现这种现象，具有较大的鉴别意义。

【实验材料与仪器】

1．菌种:炭疽杆菌。

2．普通琼脂培养基、牛肉汤培养基、青霉素、平皿、温箱、显微镜等。

【实验方法】

琼脂薄片法

1.取普通琼脂加热融化,按每毫升 0.05～0.5U 加入青霉素,充分摇匀,倒入无菌平皿,其厚度为 1mm 左右。

2.凝固后,用消毒小刀切成盖玻片大小的方块,平放在洁净无菌载玻片上。

3.炭疽杆菌新鲜琼脂斜面培养物接种于牛肉汤内,37℃培养 6h 左右并振匀,取一接种环培养物接种于琼脂小方块上,放平皿中,皿内放一小团湿棉球,盖上皿盖。

4.37℃温箱作用 2～4h,取出盖上玻片,用低倍或高倍镜检查。

【实验结果】

炭疽杆菌菌体膨胀为圆球形,并相连成串珠状,为阳性反应。

实验三十 厌氧芽胞梭菌

本属细菌为革兰阳性大杆菌，都能形成芽胞，芽胞直径比菌体宽度大，使菌体膨大呈梭形，故又称梭状芽胞杆菌，严格厌氧生长。本属细菌种类很多，在自然界分布广泛，常存在于土壤、动物的肠道及腐败物中 。多数为腐物寄生菌，对人无害，仅少数能分泌外毒素和侵袭性酶，可使人致病，主要有破伤风梭菌、产气荚膜梭菌及肉毒梭菌等。

一、破伤风梭菌、产气荚膜梭菌与肉毒梭菌的形态及染色性

【实验材料与仪器】

1. 破伤风梭菌、产气荚膜梭菌和肉毒梭菌革兰染色标本片。
2. 普通光学显微镜、镜油、擦镜纸。

【实验方法】

分别取三种细菌革兰染色标本片，置显微镜下观察其形态与染色性 。

【实验结果】

1. 破伤风梭菌为细长杆菌，芽胞为正圆形，直径比菌体宽度大，位于菌体顶端，使细菌呈“鼓槌状”，革兰染色阳性。
2. 产气荚膜梭菌为革兰阳性粗大杆菌，单独存在或成双排列，菌体周围有明显荚膜（机体内标本）。
3. 肉毒梭菌菌体粗大，芽胞椭圆形，直径大于菌体宽度，位于次极端，使细菌呈典型的“网球拍形”，革兰染色阳性。

二、产气荚膜梭菌的“汹涌发酵”试验

【实验原理】

在牛乳培养基中，产气荚膜梭菌因能分解乳糖产酸，可于 6～8h 内使酪蛋白凝固，同时产生大量气体，冲开凝固的酪蛋白，向上推挤培养基表面的凡士林层，常将试管棉塞冲掉，气势汹涌，称为“汹涌发酵”，是鉴定本菌的特征之一。

【实验材料与仪器】

1. 菌种：产气荚膜梭菌疱肉培养物。
2. 培养基：紫牛乳培养基。

【实验方法】

1. 将疱肉培养物及紫牛乳培养基管倾斜，置火焰上微微加热，使凡士林融化，并粘于管壁一侧。
2. 用接种环挑取产气荚膜梭菌疱肉培养物两环，接种于紫牛乳培养基中。
3. 待接种后再稍加温，直立试管，用凡士林封盖。置 37℃ 温箱中培养 6～8h，观察生长

情况，注意有无“汹涌发酵”现象。

【实验结果】

产气荚膜梭菌可分解乳糖产酸（紫牛乳培养基中溴甲酚紫指示剂由紫色变为黄色），将酪蛋白凝固，同时产生大量气体，冲散凝固的酪蛋白，将凡士林冲向试管口，出现“汹涌发酵”现象。

三、产气荚膜梭菌动物试验

【实验材料与仪器】

1. 产气荚膜梭菌疱肉培养物。

2. 正常小白鼠，注射器、温箱、载玻片、接种环、酒精灯等。

【实验方法】

用注射器取产气荚膜梭菌培养物0.2～1.0ml，注入小白鼠腹腔内。5～10min后，将小白鼠处死，放于37℃温箱中5～8h。取出动物，观察有无膨胀气肿现象。解剖动物，观察脏器及肌肉有无气泡，然后取内脏或心血涂片检查。

【实验结果】

可见小白鼠腹部鼓胀，尸检可见各脏器与肌肉内有大量气泡，尤以肝脏为最明显，常称之为“泡沫肝”，并有特殊的臭味。内脏或心血涂片，经革兰染色镜检，可见有革兰阳性、具有明显荚膜的短粗大杆菌，为产气荚膜梭菌。

四、厌氧培养法

（一）疱肉培养基厌氧培养法

【实验原理】

培养基中的肉渣含有不饱和脂肪酸和谷胱甘肽，具有还原性，能吸收培养基中的氧，使氧化还原电势下降。又因以凡士林封闭培养基液面，故可防止空气中的游离氧进入培养基内，形成良好的厌氧条件，适于培养厌氧菌。

【实验材料与仪器】

1. 破伤风梭菌疱肉培养物。

2. 疱肉培养基。

3. 接种环、酒精灯、温箱。

【实验方法】

1. 用接种环挑取破伤风梭菌疱肉培养物两环，接种于疱肉培养基中（接种方法同前）。

2. 置37℃温箱中培养24～28h，观察细菌生长情况，注意培养基的混浊度，肉渣有无变化，有无气体产生。

【实验结果】

破伤风梭菌使肉汤轻度混浊，肉渣部分被消化，微变黑，产生气体。

（二）碱性焦性没食子酸厌氧培养法

【实验原理】

焦性没食子酸是还原剂，在碱性溶液中能迅速吸收氧气，生成深棕色的焦性没食子橙，使培养皿内造成厌氧环境。

【实验材料与仪器】

1. 破伤风梭菌疱肉培养物；
2. 血琼脂平板培养基；
3. 无菌纱布块、脱脂棉、焦性没食子酸、10% NaOH 溶液、石蜡等；
4. 平皿、接种环、温箱、酒精灯等。

【实验方法】

1. 将细菌划线接种于琼脂平板上。
2. 取方形玻璃一块，中央置脱脂棉一片，放 1g 焦性没食子酸于脱脂棉上，然后覆盖一小块无菌纱布，再向纱布上滴加 10% NaOH 溶液约 1ml。
3. 立即将种有细菌之平板反盖于方形玻璃上，并在平板周围速用融化石蜡密封。
4. 置 37℃ 温箱中培养 24～28h，取出，观察菌落特点及有无溶血现象等。

【实验结果】

破伤风梭菌在血琼脂平板上形成中心紧密、周边疏松、边缘不整齐、呈羊齿状的菌落，菌落周围有溶血环。

【思考题】

1. 厌氧菌有什么培养特性？

实验三十一 棒状杆菌

【实验原理】

棒状杆菌属的代表性致病菌是白喉棒状杆菌，菌体为细长微弯，一端或两端膨大呈棒状，排列很不规则，常呈 L、V 或 Y 形，也可排成栅栏状，属革兰阳性杆菌，菌体两端有着色较深的异染颗粒。白喉棒状杆菌为白喉的病原菌，主要侵犯咽喉部，细菌在侵入部位生长繁殖，产生外毒素，由于细菌及毒素的作用，引起局部急性炎症，形成假膜和造成全身中毒症状。

一、白喉棒状杆菌形态及培养物观察

【实验材料与仪器】

1. 白喉棒状杆菌革兰染色标本片；白喉棒状杆菌异染颗粒染色标本片。

2. 白喉棒状杆菌吕氏血清培养物；白喉棒状杆菌亚碲酸钾琼脂血平板培养物。

3. 普通光学显微镜、镜油、擦镜纸。

【实验方法】

1. 分别取白喉棒状杆菌两种染色标本片，置于显微镜下，观察细菌形态与染色特征，注意菌体形态、排列、染色以及有无异染颗粒。

2. 分别观察白喉棒状杆菌的生长情况。

【实验结果】

菌体细长微弯，一端或两端膨大呈棒状，排列很不规则，常呈 L、V 或 Y 形，也可排列成栅栏状，革兰染色阳性。Albert 法染色标本片：异染颗粒为蓝黑色，菌体淡绿色。

在吕氏血清培养基上生长丰富，形成细小、灰白色、圆形突起的菌落。在亚碲酸钾血琼脂平板上，白喉棒状杆菌能吸取碲盐，并使其还原为金属碲，形成黑色菌落。

二、白喉棒状杆菌的 Albert 法染色

【实验材料与仪器】

1. 白喉棒状杆菌(吕氏血清培养基)培养物。

2. Albert 染液：第一液(甲液)、第二液(乙液)。

3. 载玻片、酒精灯、接种环、普通光学显微镜、镜油等。

【实验方法】

1. 取一洁净玻片，从吕氏血清斜面上取白喉棒状杆菌涂于玻片上，自然干燥后通过火焰固定。

2.用 Albert 染液中的甲液染 5 分钟,再以乙液染 1 分钟,水冲洗,吸干,油镜检查。

【实验结果】

菌体呈蓝绿色,异染颗粒为蓝黑色。

实验三十二 分枝杆菌

本菌属为细长略带弯曲的杆菌，有分枝生长趋势。不能运动，不产生芽胞，专性需氧，一般染色不易着色，经加温或延长染色时间才能着色，一旦着色后，能抵抗盐酸酒精的脱色作用，故又称抗酸杆菌。种类很多，其中对人类有致病性的主要是结核杆菌和麻风杆菌。

一、结核杆菌的培养特征

【实验原理】

结核杆菌是引起人和动物结核病的病原菌，为抗酸染色阳性。专性需氧菌，人工培养时最适宜 pH 为 6.5～6.8，营养要求较特殊，必须在含有血清、卵黄 、马铃薯、甘油以及某些无机盐类的罗氏培养基上才能生长，生长非常缓慢，3～4 周才能形成肉眼可见的菌落。

【实验材料与仪器】

1.结核杆菌改良罗氏培养基培养物；

2.结核杆菌苏通液体培养基培养物。

【实验方法】

取结核杆菌改良罗氏培养物，观察生长情况，注意菌落特点。

取结核杆菌苏通培养物，观察生长情况，注意液体表面生长特点。

【实验结果】

结核杆菌在固体培养基上菌落呈干燥、坚硬、颗粒状、乳白色或米黄色，不透明，表面皱纹状，形似花菜心。在液体培养基内呈表面生长，形成皱襞状菌膜。

二、肺结核患者痰标本的直接涂片检查

【实验材料与仪器】

1.肺结核患者痰标本；

2.抗酸染色一液、二液、三液；

3.载玻片、酒精灯、接种环、普通光学显微镜、镜油等。

【实验方法】

1.用接种环挑取痰液中脓样黄绿色部分或血丝部分涂片(图片略厚为宜)，自然干燥后通过火焰固定。

2.用抗酸染色法染色(方法见实验十八)。

3.吸干后，用油镜检查，注意细菌形态、排列及染色性。

实验三十三　立克次体

立克次体天然寄生在一些节肢动物(如虱、蚤、蜱、螨等)体内,并通过这些动物为媒介进行传播的一种原核细胞型微生物。

立克次体的生物学性状介于细菌与病毒之间,形态结构类似细菌,故除非在特殊设备条件下,一般实验室不宜进行有关立克次体的试验。目前对于立克次体病的微生物学检查,主要采用血清学方法。

一、立克次体的形态与染色性(示教)

【实验材料与仪器】

1. 恙虫病立克次体小鼠腹腔渗出液涂片,Giemsa 染色标本片;
2. 普通光学显微镜、镜油、擦镜纸。

【实验方法】

取恙虫病立克次体小鼠腹腔渗出液涂片,Giemsa 染色标本片,置显微镜下观察,注意其形态、在染色细胞内存在的位置。

【实验结果】

镜下可见完整或者破碎的细胞,胞核染成紫红色,胞质染成浅蓝色;立克次体为球杆状,呈紫色,散在于单核细胞浆内,靠近细胞核旁边,呈堆排列。

二、血清学诊断方法——外斐(Weil-Pelix)反应

目前,对于立克次体病应用的血清学诊断方法主要有两类:一类为立克次体特异性血清学反应,即利用立克次体作为特异性抗原进行立克次体凝集反应或补体结合反应等,特异性较高,但由于抗原不易获得,故一般实验室并不常用;另一类为非特异性血清凝集反应,或称为外斐反应。本试验介绍外斐反应。

【实验原理】

外斐反应的原理是:由于某些变形杆菌菌株如 OX_{19}、OX_2 或 OX_k 菌体的耐稀碱的多糖与立克次体具有共同抗原,可与立克次体的特异性抗体发生交叉凝集反应。变形杆菌易于培养,故在临床上可用变形杆菌的这些菌株作抗原与患者血清作凝集反应,借以作为某些立克次体病的辅助诊断。

【实验材料与仪器】

1. 待检病人血清;
2. 变形杆菌 OX_{19}、OX_2 或 OX_k 诊断菌液;
3. 生理盐水、小试管、吸管、试管架等。

【实验方法】

具体操作步骤与方法如下表：

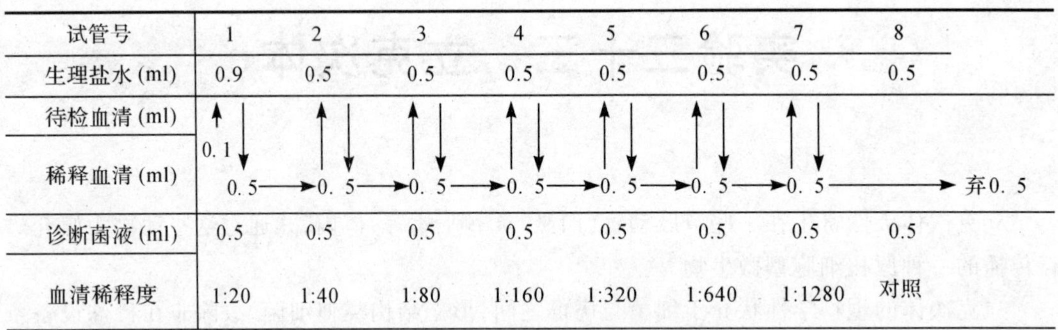

试管号	1	2	3	4	5	6	7	8
生理盐水(ml)	0.9	0.5	0.5	0.5	0.5	0.5	0.5	0.5
待检血清(ml)	0.1							
稀释血清(ml)	0.5→	0.5→	0.5→	0.5→	0.5→	0.5→	0.5→	弃0.5
诊断菌液(ml)	0.5	0.5	0.5	0.5	0.5	0.5	0.5	0.5
血清稀释度	1:20	1:40	1:80	1:160	1:320	1:640	1:1280	对照
摇匀，置37°C 水浴箱过夜								
结果								

1.准备3排小试管，每排8支，编号后排列于试管架上。

2.第1管加生理盐水0.9ml，其余各管每管均加0.5ml。

3.第1管加待检病人血清0.1ml，混合均匀后吸出0.5ml加入第2管，依次对倍稀释至第7管弃去，第8管不加血清，作为对照管。

4.将OX_{19}、OX_2或OX_k管三种诊断菌液，分别加入3排的8支试管内(0.5ml/支)，摇匀。置37℃水浴箱(或温箱)过夜，次日观察并记录结果。

【实验结果】

观察记录结果方法同肥达反应，以凝集效价判定。

以血清最高稀释管能发生明显的“＋＋”凝集现象为血清的凝集价。单份血清凝集价超过1∶160时，有诊断意义；若双份血清测定，第二次凝集价上升4倍或以上，更有诊断价值。

常见立克次体病，外斐凝集反应的区别如下：

	OX_{19}	OX_2	OX_k
流行性斑疹伤寒	＋＋＋＋	＋	－
地方性斑诊伤寒	＋＋＋＋	＋	－
恙　虫　病	－	－	＋＋＋＋

【思考题】

1.什么叫外斐(Weil-Pelix)反应？有什么应用？

实验三十四 螺旋体

螺旋体是一类细长、柔软、弯曲呈螺旋状、运动活泼的单细胞微生物，在生物学的位置上介于细菌与原虫之间。广泛存在于自然界与动物体内，种类很多，多数为非致病性的，仅数种对人致病，如梅毒螺旋体、回归热螺旋体、钩端螺旋体及条件性致病的奋森螺旋体。致病性螺旋体除钩端螺旋体外，多不易培养。临床微生物学检验时，多采取适当标本作直接镜检或取病人血清作血清反应。

一、螺旋体形态（示教）

【实验材料与仪器】

1. 钩端螺旋体涂片，镀银染色标本片。
2. 梅毒螺旋体涂片，镀银染色标本片。
3. 普通光学显微镜、镜油、擦镜纸。

【实验方法】

取上述两种螺旋体染色标本片，置显微镜下观察，注意其形态、螺旋特点及染色性。

【实验结果】

1. 钩端螺旋体呈棕褐色，螺旋盘绕紧密而规则，但分不清楚，一端或两端弯曲如钩状，常使菌体屈曲呈C、S等字形。
2. 梅毒螺旋体呈棕色，两端尖直，有8～14个呈锐角弯曲而规则的螺旋。

二、暗视野显微观察钩端螺旋体的活动力

【实验材料与仪器】

1. 暗视野显微镜。
2. 钩端螺旋体幼龄培养物。
3. 载玻片、盖玻片、镜油等。

【实验方法】

1. 于载玻片上加一滴钩端螺旋体培养物，盖上盖玻片一张。
2. 先在暗视野集光器上加一滴镜油，然后将载玻片放在载物台上，轻轻抬高集光器，使其上的镜油与载玻片接触，但勿产生气泡。
3. 开启光源，先用低倍镜对光，使标本中的物体观察清楚为止，然后可换高倍镜观察。

【实验结果】

可见闪烁发亮而两端呈钩状的螺旋体在活泼地运动。

【思考题】

1. 什么叫螺旋体？能引起人致病的有哪几种？

实验三十五 真 菌

真菌是不分根、茎、叶,不含叶绿素为特征的一大类真核细胞型微生物。真菌种类很多,分布极广,其中有许多与人类日常生活有着密切联系。少数真菌可以感染人体形成真菌病。真菌引起的疾病是多种多样的,以皮肤、毛发和指甲等浅部疾患居多,但近年来,深部致病的真菌也日益重要。

一、真菌基本形态及菌落特点

【实验原理】

真菌的形态有单细胞和多细胞两种类型。前者细胞呈圆形或椭圆形,结构较为简单,如新型隐球菌、白色念珠菌等;大多数真菌为后者,多呈丝状,基本结构分为菌丝和孢子。真菌的菌落也与一般细菌不同,掌握真菌的形态结构和菌落特点对菌种的分类鉴定有重要意义。

【实验材料与仪器】

1. 新型隐球菌墨汁负染标本片。
2. 白色念珠菌涂片标本。
3. 须癣毛菌和石膏样小孢子菌涂片标本。
4. 新型隐球菌沙保斜面培养物。
5. 白色念珠菌沙保斜面培养物。
6. 絮状表皮癣菌沙保斜面培养物。
7. 普通光学显微镜、镜油、擦镜纸。

【实验方法】

1. 取新型隐球菌墨汁负染标本片、白色念珠菌涂片标本片,置显微镜下观察,注意其形态特点。

2. 分别观察须癣毛菌及石膏样小孢子菌培养物标本,新型隐球菌、白色念珠菌及絮状表皮癣菌沙保斜面培养物,注意其菌落特点。

【实验结果】

1. 形态特点

新型隐球菌菌体为球形,壁厚,大小不等,菌体周围有宽厚、透明的大荚膜;白色念珠菌菌体呈卵圆形,产生分枝的假菌丝,有厚膜孢子和芽生孢子;须癣毛菌可见小分生孢子群集于分枝菌丝末端,呈葡萄状,亦有圆形小分生孢子位于菌丝的侧旁;石膏样小孢子菌可见梭形具有横隔的大分生孢子。

2. 菌落特点

新型隐球菌菌落属酵母型菌落,圆形、较大、白色、边缘整齐、表面湿润光滑,与一般细菌菌落相似。

白色念珠菌菌落属类酵母样菌落，圆形、较大、白色，菌落底层有假菌丝长入培养基内。

絮状表皮癣菌菌落属于丝状菌落，表面有不规则隆起和浅沟，并有白色棉絮样气中菌丝，菌落的基底部呈茶褐色。

二、浅部真菌病临床标本直接镜检方法

浅部真菌病，临床上极为常见。浅部真菌病的病原性真菌属于多细胞真菌，通称皮肤丝状菌或皮肤癣菌，侵犯人体皮肤、毛发和指(趾)甲等而引起癣病。临床上采用的诊断方法很多，主要有直接镜检和分离培养。

本实验介绍直接镜检法。

【实验材料与仪器】

1.发癣或足癣患者的毛发或皮屑。

2.10%～20% NaOH 溶液。

3.载玻片、盖玻片、酒精灯、接种环、普通光学显微镜等。

【实验方法】

1.将病发或皮屑放于载玻片上，滴加 1～2 滴 10%～20% NaOH 溶液。

2.加以盖玻片，在弱火上微微加热，以不沸为度(加速角质溶解，使标本透明)。

3.在盖玻片上轻轻加压，按一下盖玻片，用滤纸吸去周围溢液。

4.先在低倍镜下观察到被检物后，转换高倍镜观察。

【实验结果】

镜检时，阳性标本常可看见明显的分枝菌丝或孢子。镜检找到菌丝或孢子时，可确立癣症的诊断；若需确定由何种真菌所致，则有待培养后鉴定。

【思考题】

1.真菌有什么生物学特性？常见的致病性真菌有哪些？

实验三十六　病毒的形态学特点

研究病毒形态的方法,主要可分为两种,一种是应用电子显微镜技术,以观察病毒的形态;一种是应用光学显微镜观察细胞内包涵体。

病毒的基本形态有球形、杆形、砖形、蝌蚪形,可通过电子显微镜观察其形态及排列特征,以帮助诊断。许多病毒感染易感细胞后,在宿主细胞内可形成在光学显微镜下见到的包涵体,检查包涵体对病毒性疾病诊断具有一定价值。

一、病毒的形态(示教)

【实验材料与仪器】

病毒的电镜照片、幻灯片、电影片。

【实验方法】

观看病毒的电镜照片、幻灯片、电影片,了解病毒(流感病毒、腺病毒、脊髓灰质炎病毒、乙型肝炎病毒、单纯疱疹病毒、狂犬病病毒、噬菌体等)的形态,注意其形态、排列、大小及结构特点。

二、狂犬病毒内基(Negri)包涵体(示教)

【实验材料与仪器】

1.狂犬病患犬海马部位神经组织病理切片经苏木素伊红染色标本片。

2.普通光学显微镜、镜油、擦镜纸。

【实验方法】

取狂犬海马部位神经组织病理切片经苏木素伊红染色标本片,置显微镜下观察,注意包涵体形态、存在部位及染色特点。

【实验结果】

神经细胞染成蓝色,狂犬病毒包涵体(内基小体)位于神经细胞浆内,嗜酸性,圆形或椭圆形,一个或数个,呈红色。

【思考题】

1. 什么是病毒?

2. 病毒的结构有什么特点?

实验三十七 病毒的培养方法

病毒与细菌不同,它完全缺乏细胞器等必要装置,不能单独进行物质代谢,必须在易感染的活细胞中寄生,由宿主细胞供给其合成的原料、能量与场所才能增殖。

常用于病毒培养的方法有:易感动物接种、鸡胚接种与组织(细胞)培养三种方法。目前组织(细胞)培养法已大为发展,应用很广,因此前两法较少应用。

一、动物接种法

实验动物可作为病毒的天然培养基。在动物实验中,选择适当的动物,对于病毒学实验起着决定成败的作用。常用的实验动物有小白鼠、地鼠、家兔、绵羊、鸡、猴等。实验动物在病毒学研究中的用途主要有:分离与鉴定病毒、制备疫苗、诊断抗原、制备免疫血清、研究病毒的致病性、免疫性、发病机理及药物疗法等。

(一)小白鼠脑内接种法

【实验材料与仪器】

1.流行性乙型脑炎病毒悬液。

2.小白鼠(3周龄,体重6～8g)、碘酒、注射器、煮沸消毒器等。

【实验方法】

1.用无菌0.25ml注射器抽取流行性乙型脑炎病毒悬液0.1ml,去除注射器内的气泡。

2.取出小白鼠,左手将小白鼠固定,固定时用大拇指和食指握住小白鼠的头部,左手手掌轻轻按住小白鼠的体部。右手用棉签蘸以碘酒,消毒小白鼠的右侧颞部皮毛(不碰到眼)。

3.右手拿注射器在小白鼠颞部(眼与耳根连线的中点略偏耳朵的方向)注入,进入颅腔即可(一般进针2～3mm),不要插得太深,注射量为0.02～0.03ml。

4.注射完毕,将用过的注射器放入煮沸消毒器内,煮沸消毒。实验动物置于有防蚊设备的室内饲养,逐日观察动物发病情况。

【实验结果】

动物一般在注射3～4天后开始发病,食欲减退,活动迟钝,耸毛、震颤,慢慢发展为麻痹、瘫痪而死亡。

二、鸡胚培养法

鸡胚培养法常用于病毒和立克次体的培养,用于痘类病毒、粘病毒和疱疹病毒的分离、鉴定、制备抗原、疫苗生产以及研究病毒性质等方面。其优点是鸡胚的组织分化程度低,可选择适当接种途径,病毒易于繁殖。

鸡胚和实验动物一样,为正在发育中的机体,有神经血管的分布及脏器的结构;鸡胚来源充足,操作简便,通常是无菌的,对接种的病毒不产生抗体。但也有某些缺点,主要是除产生痘疱的病毒及引起鸡胚死亡的病毒外，不产生特异性的感染指征，必须利用另一个试验系统（血清学反应）来测定病毒的存在。

（一）鸡胚的卵的选择与孵育

1. 选卵：通常采用来亨鸡卵，因卵壳薄而色白，易于观察胚胎的生活情况；如不能得到，一般家鸡卵亦可用。孵育前，鸡卵必须保存于10℃左右的阴凉处，不宜过冷或过热，保存天数不超过10天，否则影响孵出率。

2. 孵育：孵育前的卵，先用清水以毛刷洗刷清洁，用干布拭干，放入孵箱内进行孵育。适宜的孵育温度是38～39℃，相对湿度是45%～60%，并使空气流通，每日翻动鸡卵1～2次。

3. 检卵：孵后第四天，用检卵灯检视鸡胚发育情况，捡出未受精及死亡鸡卵，以后逐日检查生活情况。鸡胚发育情况如下：

如果4天后仅见卵黄黑影，不见有鸡胚迹象，即剔出不用。

选择4天后可见清晰的血管小团，其中有鸡胚暗影，较大的鸡胚可见其活动。

4. 发育鸡胚的解剖生理

病毒学试验中常采用10日龄左右的发育鸡胚（图37-1），现将其解剖生理简介如下：

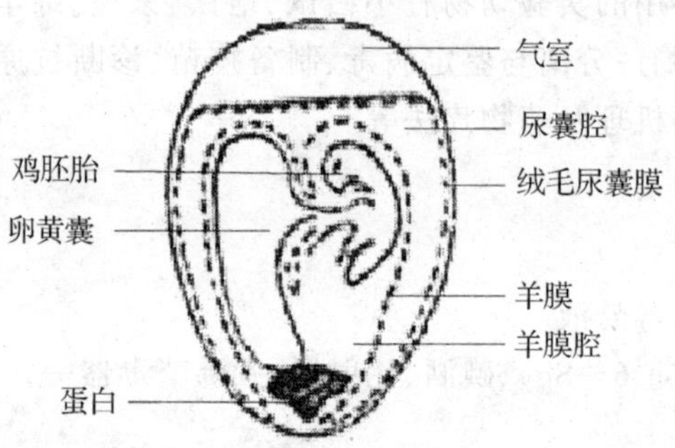

图37-1 大约10～11日龄鸡胚解剖图

鸡胚的最外层为石灰质的卵壳，上有细孔供气体交换。壳下为壳膜，很容易与卵壳分离，壳膜的功能是使气体分子和胚腔内的液体分子进行交换，因此在孵育时需要有一定的湿度和气流，如果湿度太低，鸡胚就容易脱水，引起死亡，如果气流不通，鸡胚缺氧，同样会造成死亡。鸡胚的大头为气室，其功能是呼吸和调节胚内压力。

壳膜之下为血管丰富的绒毛尿囊膜，其外层为绒毛膜，系外胚层形成，内层为尿囊膜，系内胚层形成，两膜所夹为中胚层。由于胚胎的肺发育不完善，此时绒毛尿囊膜代行胚胎呼吸器官的作用，气体的交换是在绒毛尿囊膜的血管内通过卵壳进行的。尿囊腔是胚胎的排泄器官，内含的尿囊液初为透明液体，其成分极类似于生理盐水溶液，以后尿囊液中尿酸盐迅速增加。尿囊液量在11～13天最高，平均可达6ml左右。

羊膜为胚胎的最内层包被，系外胚层形成，羊膜腔内含羊水，胚胎浸泡于其中，羊水在起初是单纯的生理盐水溶液，其后则蛋白质含量增加。羊水量在8～15天期间最高，平均为1ml左右。附着于胚胎的卵黄囊，内包卵黄，为胚胎发育的养料。卵的小头是卵白，为胚胎发育晚期的养料。

（二）鸡胚接种法

鸡胚培养的接种方法最常用的有三种，即尿囊腔接种法、羊膜腔接种法及卵黄囊接种法。根据不同的病毒和不同的目的采用适当的接种途径。

1.绒毛尿囊膜接种法

【实验材料与仪器】

(1)12 日龄鸡胚、牛痘苗病毒。

(2)注射器、卵架、检卵灯、碘酒、酒精、砂轮、透明胶带、小镊子等。

【实验方法】

(1)选用 12 日龄鸡胚,于检卵灯上检视,将气室、胎位及绒毛尿囊膜发育面划出,并在胚胎附近无大血管处划⊙。

(2)将卵横置卵座上,使绒毛尿囊膜面朝上,用碘酒消毒绒毛尿囊膜部位和天然气室端的中心部,待干后用锉刀或磨卵器磨去长和宽约为 1cm 的正方形蛋壳(注意勿损伤壳膜)。

(3)用小锥在气室端锥一个小孔,随即打开方形蛋壳,便露出壳膜。

(4)在露出的方形壳膜上,滴一滴无菌生理盐水,并用无菌针尖小心地循壳膜纤维方向划破一隙(勿伤及绒毛尿囊膜或使出血)。用橡皮乳头轻轻将气室中空气自小孔吸出,则绒毛尿囊膜下陷,形成人气室,然后用无菌镊子把该处壳膜除去。

(5)用注射器吸取牛痘苗病毒液约 0.1～0.2ml 滴种于绒毛尿囊膜上(图 37-2)。

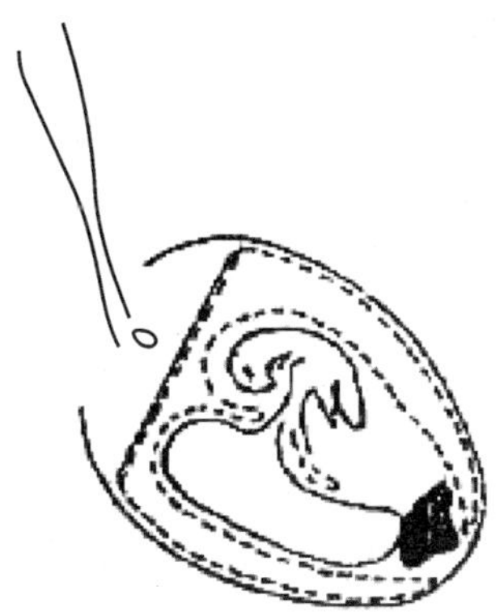

图 37-2　鸡胚绒毛尿囊膜接种

(6)用无菌玻璃纸或盖玻片覆盖于卵窗上,周围用蜡封固,气室端小孔亦用蜡封好,放 37℃温箱横卧孵育,每日观察生活情况。凡在接种后 24h 内死亡者,多系机械损伤、细菌或真菌污染、过量接种物的刺激等非特异性因素所引起,因此要剔出。4 天左右,取出收获。

2.尿囊腔接种法

【实验材料与仪器】

1.9～11 日龄鸡胚、新城鸡瘟病毒。

2.1ml 注射器、卵架、检卵灯、碘酒、酒精、砂轮、透明胶带、小镊子等。

【实验方法】

(1)选用 9～11 日龄鸡胚(此时尿液多,便于接种),在检卵灯上观察鸡胚生活情况并划出天然气室及鸡胚位置,在胚胎面与气室交界之边缘上约 0.5cm 处避开血管作一标记,此即为注射点。

(2)用碘酒消毒后,用磨蛋器磨一小槽,磨破卵壳,不损伤壳膜。于注射点刺穿一小孔,针头与蛋壳成 30°,以短斜面针头自孔刺入 0.5～1.0cm,注入病毒液 0.1～0.2ml,然后用透明胶带封口,蜡笔作标记(图 37-3)。

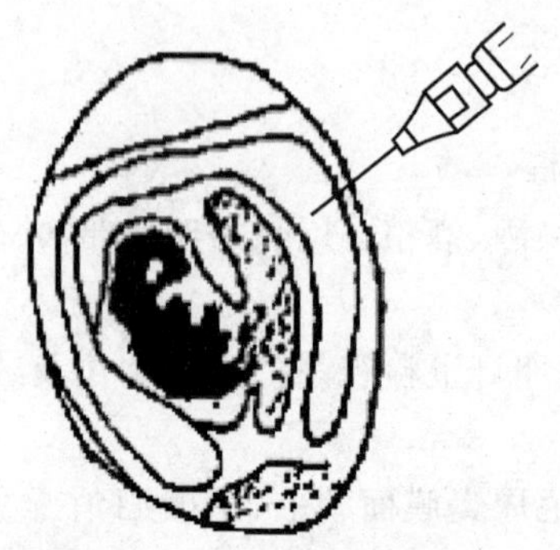

图 37-3 鸡胚尿囊腔接种

(3)置 35~37℃温箱培养,每日照检一次,观察鸡胚生活情况,在 24h 内死亡者应弃去,孵育 48~72h 后即可收获。取出放 4℃冰箱,气室端向上,直立过夜,将鸡胚冻死使血液凝固,这样可避免在收获时流出的血细胞同尿液中的病毒发生凝集,造成病毒滴度下降。

(4)取出鸡胚,用碘酒消毒气室端,然后以镊子击破气室端卵壳,沿气室周围剪除卵壳,撕去壳膜并撕破绒毛尿囊膜,以无菌毛细吸管吸取尿囊液(一般可得 4~5ml),置无菌试管中,滴定病毒血液效价,备用。

3.羊膜腔接种法

【实验材料与仪器】

1.9~11 日龄鸡胚、新城鸡瘟病毒。

2.1ml 注射器、卵架、检卵灯、碘酒、酒精、小镊子等。

【实验方法】

(1)选用 9~11 日龄鸡胚,使用前一天将鸡胚直立于卵架培养,使胚胎向上便于接种。

(2)接种前检查鸡胚生活情况,并划出气室及胚胎位置。

(3)用小锯沿气室的边缘和胚胎位靠近处锯一方形小窗(每边长约 1cm)。挑去卵壳和撕去壳膜,再用无菌吸管吸取液体石蜡少许,滴入 1 滴在气室面壳膜上很快散开,使膜透明,这样在检卵灯上可清楚地观察到整个鸡胚。

(4)用灭菌 1ml 注射器抽取少许流感病毒液,将鸡卵直立在检卵灯上,可用针头轻轻勿伤及鸡胚本身,最好从小鸡的颈部空隙中插入。

(5)注射后用胶布封口(胶布先经碘酒消毒和通过火焰烧去余碘处理)。用过的注射器煮沸消毒处理。鸡胚放入 37℃温箱,直立孵育,每日照视一次(24h 内死亡者应剔出),48~72h 即可收获。取出放 4℃冰箱,气室端向上,直立过夜。

(6)从冰箱取出鸡胚,揭去胶布,在暴露之卵壳周围涂以碘酒,用小镊子撕破壳膜及绒毛尿囊膜,然后用毛细吸管插入羊膜吸取羊水,一般可吸出羊水 1ml 左右。置无菌小试管中,滴定病毒血凝效价,备用。

三、病毒组织培养法

组织培养法是目前培养病毒应用最广的一种方法,其优点是:一般没有隐性感染;没有免疫抵抗力;便于选择易感细胞;实验条件易于控制;成本便宜,经济适用。组织培养法多应用于病毒的分离、鉴定，分析病毒感染细胞的机制，生产疫苗和抗原等。

很多组织，包括鸡胚、各种动物的肾脏组织、人羊膜细胞或流产胎儿组织等均可作组织培养的来源。细胞来源的选择，主要是根据细胞对病毒的敏感性而定。人类病毒用人或猴的组织较敏感。因此，研究人的病毒性疾病常用人胚肾、人胚肺或人羊膜细胞。

组织培养的方法中以单层细胞培养法最常用，它又有原代和次代细胞培养、二倍体细胞株和传代细胞系三种类型。本试验仅介绍原代细胞的鸡胚肌细胞培养方法。

（一）鸡胚单层细胞培养

【实验材料与仪器】

1.9～11日龄鸡胚。

2.Hank's溶液、营养液、0.25%胰酶溶液。

3.无菌组织培养瓶、吸管、滴管、剪子、镊子、平皿、三角烧瓶等。

4.CO_2 培养箱、倒置显微镜等。

【实验方法】

1.用碘酒消毒鸡卵气室端外壳，并将鸡胚直立于卵架上。以镊子将小鸡取出，放在无菌培养皿内，取大腿肌肉，用Hank's溶液洗3次，去除残存血液。

2.用小剪在小烧瓶内将鸡胚剪成小块（1～2mm^3），加含双抗的Hank's溶液（约10ml）冲洗，静置1～2min，用毛细吸管吸去液体，依同法再洗涤2次，将血液充分洗去。

3.胰酶消化：用镊子将组织块放入无菌三角烧瓶内，加入10～15ml 0.25%胰酶溶液，37℃水浴20min，期间摇动几次。由于胰酶的作用可使大量的细胞游离，液体变混浊，经四层纱布过滤后的细胞悬液，低速离心（1000r/min以内）沉淀5min，吸去上清液。再用Hank's溶液洗一次，沉淀物加入适量营养液，用吸管反复吹打细胞悬液，使细胞分散，再将细胞悬液通过不锈钢筛网，用白细胞计数的方法进行计数，使成每毫升含50万～80万细胞的细胞悬液。

4.在每个组织培养瓶中注入细胞悬液1ml，盖好瓶塞，并将瓶略加摇动，横卧于有槽木架上，使细胞均匀平铺于瓶壁，置37℃温箱孵育。一般4h后细胞即已附着于瓶壁，48h已长成单层，此时即可弃去营养液，单层用Hank's溶液洗2次（以除去营养液中血清所含的病毒制物），接种病毒，换以维持液。

【实验结果】

培养48h后长成单层，镜下可见瓶壁上有一层梭形活细胞，排列紧密，互相之间呈嵌合状，细胞外观透明，有一圆形核。

【思考题】

1.常用的病毒培养方法有哪些？

2.细胞培养时有什么注意事项？

实验三十八　流感病毒的血凝与血凝抑制试验

一、血凝试验

【实验原理】

根据各种病毒的性质不同及接种于鸡胚的部位不同，应采用不同的观察指标检测病毒的增殖情况。流感病毒颗粒表面有血凝素，具有使鸡、豚鼠血红细胞凝聚的能力。把一定浓度的鸡红细胞加到待检的鸡胚尿囊液或羊水中，如出现血细胞凝聚现象，即表示有病毒存在，这种试验称血红细胞凝集试验，简称为血凝试验。

【实验材料与仪器】

1. 已接种流感病毒的鸡胚。

2. 0.5%鸡红细胞悬液、生理盐水、吸管、小试管、小镊子等。

【实验方法】

1. 用镊子击破感染的鸡胚气室端卵壳，撕去壳膜，在无大血管处穿破绒毛尿囊膜，以无菌乳头吸管吸取尿液；如以羊膜腔接种法分离病毒时，则小心刺破羊膜，用吸管取羊水，放入无菌试管内，待检测。

2. 取 10 支小试管在试管架上排成一行。

3. 按表 38-1 所示加入各材料(均以 ml 为单位)：

表 38-1　流感病毒血凝试验

试管	1	2	3	4	5	6	7	8	9	10
生理盐水	0.45	0.25	0.25	0.25	0.25	0.25	0.25	0.25	0.25	0.25
病毒液	0.05 ↘	0.25 ↘	0.25 ↘	0.25 ↘	0.25 ↘	0.25 ↘	0.25 ↘	0.25 ↘	0.25 ↘	弃
每管混匀后，吸出0.25ml移入下管中，第9管吸出0.25ml弃掉										
稀释倍数	10	20	40	80	160	320	640	1280	2560	对照
0.5%鸡红细胞悬液	0.25	0.25	0.25	0.25	0.25	0.25	0.25	0.25	0.25	0.25
结果举例	++++	++++	++++	+++	++	++	+	−	−	−

4. 摇匀，置室温 30～60min。

【结果观察】

1. 首先观察对照管，红细胞应无凝集。

2. 观察实验管，各管出现的红细胞凝集程度以＋＋＋＋、＋＋＋、＋＋、＋、－ 表示，判定标准如下：

＋＋＋＋：全部红细胞凝集，凝集的红细胞铺满管底，边缘不整齐。

+ + + :大部分红细胞凝集,在管底铺成薄膜状,但尚有少数红细胞不凝,在管底中心形成小红点。

+ + :约有半数红细胞凝集,在管底铺成薄膜,面积较小,不凝集的红细胞在管底中心聚成小圆点。

+ :只有少数红细胞凝集,不凝集的红细胞在管底中心聚成小圆盘状,凝集的红细胞在此小圆盘周围。

- :不凝集,红细胞沉于管底,成一致密圆盘,边缘整齐。

凝集效价:能使红细胞呈 + + 凝集的病毒最高稀释度为凝集效价,表示含有一个单位血凝抗原。如上述第 5 管为 + +,则该病毒悬液效价为 1∶160,即病毒稀释到 1∶160 时,每 0.25ml 中含一个血凝单位。

二、血凝抑制试验

【实验原理】

流感病毒的血凝性,可被免疫血清中的特异性抗体所抑制,此试验称血凝抑制试验,常用于流感病毒等粘病毒或副粘病毒的鉴定。

【实验材料与仪器】

1. 流感病毒感染的鸡胚尿液(4U/0.25ml)。
2. 病人血清、0.5%鸡红细胞悬液、生理盐水、吸管、小试管等。

【实验方法】

1. 排列 10 支小试管于试管架上。
2. 按表 38-2 所示顺序等倍稀释诊断血清,将第 1 管的 10 倍稀释血清 0.25ml 移至第 10 管作为血清对照,同时再从第 1 管弃掉 0.25ml,使管内血清量与其他管一致。
3. 向各管加入流感病毒 0.25ml。
4. 向各管加入 0.5%鸡红细胞悬液各 0.25ml。
5. 摇匀后置室温 30～60min 观察结果。

表 38-2　流感病毒血凝抑制试验

试管	1	2	3	4	5	6	7	8	9	10
生理盐水	0.9	0.25	0.25	0.25	0.25	0.25	0.25	0.25	0.25	0.25
病人血清	0.1	0.25	0.25	0.25	0.25	0.25	0.25	0.25	弃	0.25(10×)
每管混匀后，吸出 0.25ml 移入下管中，第 8 管吸出 0.25ml 弃掉										
血清稀释倍数	10	20	40	80	160	320	640	1280	病毒对照	血清对照
流感病毒	0.25	0.25	0.25	0.25	0.25	0.25	0.25	0.25	0.25	−
0.5%鸡红细胞悬液	0.25	0.25	0.25	0.25	0.25	0.25	0.25	0.25	0.25	0.25
结果举例	−	−	−	−	−	++	++++	++++	++++	−

【结果观察】

判定各管血细胞凝集的情况,方法与流感病毒血凝试验相同。

血凝抑制效价:完全抑制血细胞凝集的血清最高稀释度即为该血清的血凝抑制效价。如完全抑制到第 5 管,则效价为 1:160。

鉴定病毒时,效价应与原免疫血清效价相等或相似。血凝抑制试验亦可用已知病毒抗原,测定病人血清抗体以进行血清学诊断,恢复期比初期抗体效价增高 4 倍以上才有诊断意义。

【思考题】

1. 血凝实验的原理是什么?

2. 流感病毒的鉴定方法有哪些?

微生物学分子生物学技术

随着分子生物学技术的发展，在20世纪70年代诞生了重组DNA（recombinant DNA）技术，该技术是在体外对DNA分子按照既定的目的和方法进行人工剪切、连接，制成DNA重组体，然后把它转入受体细胞，随着细胞的繁殖而大量扩增目的基因片段。根据基因片段的性质，可作为基因探针用于病原微生物的基因诊断；或使之表达，以获得大量基因产物，用于制备诊断抗原及疫苗。目前，用于微生物学基因水平检测的方法有核酸杂交技术和聚合酶链反应。

实验三十九　质粒DNA提取及琼脂糖凝胶电泳

一、碱变性法提取质粒DNA

质粒（plasmid）是细菌染色体外能自主独立复制的双股环状DNA，带有遗传信息，可赋予细菌某些新的性状。将质粒指纹图谱分析方法、质粒DNA探针技术及检测质粒的PCR技术用于临床感染性疾病的诊断和流行病学调查已成为现实。质粒作为载体在基因工程中起着重要的作用。

分离和纯化质粒DNA的方法很多，但这些方法基本包括三个步骤，即细菌的培养和质粒DNA的扩增；细菌菌体的裂解；质粒DNA的提取与纯化。本实验学习用碱变性方法提取质粒DNA。

【实验原理】

细菌培养物加入SDS和NaOH碱性溶液处理后，菌体裂解，可使细菌的质粒DNA、染色体DNA和RNA一起从细胞内释放出来，经琼脂糖凝胶电泳，因各种核酸分子的迁移率不同将上述核酸分成不同的带。用溴化乙啶（EB）染色后，在紫外线灯下可看到各种核酸带发出的荧光。根据荧光的位置，可区分不同的核酸带。

【实验材料与仪器】

1. 菌株　E. coli JM109（pUC19），E. coli RRI（pBR322）。
2. 试剂　溶液Ⅰ（50mmol/L葡萄糖，25mmol/L Tris·HCl pH8.0，10mmol/L EDTA）；
   溶液Ⅱ（0.2mol/L NaOH，1%SDS），用前新配制；
   溶液Ⅲ（3mol/L KAc溶液pH4.8）；
   TE缓冲液（10mmol/L Tris·HCl，1mmol/L EDTA pH8.0）；

LB液体培养基(胰蛋白胨10g,酵母粉5g,NaCl 10g,加蒸馏水溶解,用NaOH调pH至7.5,加水至1000ml,103.46kPa高压灭菌15min)。

【实验方法】

1.接种细菌于5ml LB液体培养基中,37℃培养过夜。

2.3000r/min离心15min,弃上清。加入100μl溶液Ⅰ悬起细菌沉淀。

3.加入200μl新配制的溶液Ⅱ,颠倒EP管5次,混合均匀,置冰浴2min。

4.加入150μl溶液Ⅲ,温和地混匀,12000r/min离心5min。

5.吸取上清液放入另一新EP管中,加等体积酚-氯仿-异戊醇抽提2次,12000r/min离心2min(若不做酶切,此步可省略)。吸取上清放入另一新EP管中,加入二倍体积的冷乙醇,12000r/min离心10min。

6.弃乙醇,干燥后用30μl TE缓冲液洗下核酸,待电泳检测。

二、琼脂糖凝胶电泳

【实验原理】

琼脂糖凝胶电泳技术(agarose gel electroghoresis)是分离、鉴定和提纯DNA片断的有效方法。凝胶分辨率取决于使用材料的浓度,并由此决定凝胶的孔径。琼脂糖凝胶可分辨0.1～6.0kb的双链DNA片段。琼脂糖凝胶电泳是一个电场作用,它首先利用琼脂糖的分子筛效应,此外,在弱碱性条件下,DNA分子带负电荷,从负极向正极移动。根据DNA分子大小、结构及所带电荷的不同,它们以不同的速率通过介质运动而相互分离。借助溴化乙啶(EB)能与双链DNA结合的特性,利用EB染色,并通过紫外线激发即可观察被分离DNA片段的位置。

【实验材料与仪器】

1.琼脂糖、10×TAE电泳缓冲液(40mmol/L Tris,20mmol/L NaAc,1mmol/L EDTA pH8.0)。

2.载体缓冲液(0.25%溴酚蓝,30%甘油)、溴化乙啶水溶液(10mg/ml)。

3.梳子、电泳槽、电泳仪、变压器等。

【实验方法】

1.取琼脂糖0.9g,加入100ml 1× TAE电泳缓冲液于250ml烧瓶中,加热溶解。

2.平衡放置电泳槽,放好两侧挡板,调节好梳子与底板的距离(一般高出底板0.5～1mm)。

3.铺板:在溶解好的凝胶中加入终浓度为0.5μg/ml的溴化乙啶水溶液,轻轻混匀,待冷至50℃左右倒入凝胶槽,胶厚一般为5～8mm。

4.待胶彻底凝固后,去掉两侧挡板,将凝胶放入盛有电泳液(0.5×TAE电泳缓冲液)的槽中(加样孔朝向负极端,DNA由负极向正极移动),使液面高出凝胶2～3mm,小心拔出梳子。

5.DNA样品与载体缓冲液5∶1混合并加入凹孔中(样品不可溢出)。

6.打开电源,调节所需电压,电压与凝胶的长度有关,一般使用电压不超过5V/cm。

7.据指示染料移动的位置,确定电泳是否终止(溴酚蓝的泳动距离在5S RNA和0.3kb DNA带之间)。

8.电泳完毕关闭电源。将凝胶放紫外灯下观察并拍照。

实验四十　耐药质粒 DNA 转化实验

本实验介绍将质粒 DNA 分子转入大肠杆菌的方法及如何筛选带有质粒 DNA 的细胞克隆，即转化子。

【实验原理】

受体菌 *E. coli* RRI 在低温条件下经 Ca^{2+} 处理，可改变细胞膜的通透性，利于受体菌对 DNA 的摄取，这种经 Ca^{2+} 处理的细菌称感受态菌。pBR322 质粒带有氨基苄青霉素(Ap)和四环素(Tc)基因，如将 pBR322 质粒转入到对上述抗生素敏感的 *E. coli* RRI 菌体内，则可使该细菌获得 Apr 和 Tcr，表现出对 Ap 和 Tc 的抗药性。

一、感受态菌的制备

【实验材料与仪器】

1. 菌株 *E. coli* RRI。
2. LB 液体培养基、0.1mol/L $CaCl_2$、灭菌小试管、刻度吸管、微量加样器、离心机。

【实验方法】

1. 将细菌接种于 5ml LB 液体培养基中，37℃振荡培养 16～20h。
2. 取新鲜菌液，按 1:100 的接种量接种于 LB 培养基中，37℃振荡培养 2～3h。
3. 取 1.5ml 菌液，4℃ 3000r/min 离心 5min，弃上清。
4. 细菌沉淀加入 750μl 预冷的(4℃)0.1mol/L $CaCl_2$ 溶液，轻轻吹打菌悬液，放冰浴 30min。
5. 4℃ 3000r/min 离心 5min，弃上清。
6. 细菌沉淀加入 200μl 预冷的 0.1mol/L $CaCl_2$ 溶液，冰浴 4min 以上。4℃保存备用。

二、质粒转化

【实验材料与仪器】

1. pBR322 质粒 DNA、感受态菌、0.1mol/L $CaCl_2$、LB 肉汤培养基、无药 LB 琼脂平板、50μg/ml 氨苄青霉素琼脂平板。
2. 灭菌小试管、L 形玻璃棒、酒精灯、温箱等。

【实验方法】

1. 取 2 支洁净、灭菌的 EP 管，按下表加入各成分：

组　别	感受态菌	DNA
实验组	0.1ml	PBR322 质料 DNA 1μl
对照组	0.1ml	0.1mol/L $CaCl_2$ 1μl

2.上述 2 支试管充分混匀后,置冰浴 30min。

3.42℃ 2min,立即置冰浴 2min。

4.加入 1ml LB 肉汤培养基,37℃ 200r/min 振荡培养 1h。

5.转化子筛选

取实验组培养菌液涂布在氨苄青霉素琼脂平板(50μg/ml)上,对照组菌液分别涂布在无药 LB 琼脂平板和氨苄青霉素琼脂平板上,每块板涂 0.1ml,用灭菌 L 形玻璃棒涂匀。将涂好的平板置 37℃培养过夜,观察转化结果。

【实验结果】

E. coli 受体菌不含有质粒 DNA,也不含 Apr 和 Tcr,在含 Ap 和 Tc 的培养基中不能生长。若实验组在含 Ap 和 Tc 的平板上出现菌落,可初步确定受体菌获得了耐药性质粒,然后再通过提取质粒 DNA 进一步鉴定转化子。

【思考题】

1. 什么是质粒?

2. 质粒通过什么方式转移?

附录一 常用免疫学试剂的配制方法

一、流式细胞术实验常用试剂

1. DPBS(×10,贮存液)

NaCl	80g
KCl	2g
Na_2HPO_4	11.5g
KH_2PO_4	2g

加蒸馏水至1000ml,临用时用蒸馏水1∶10稀释。

2. 洗涤液(流式细胞术实验)

DPBS	900ml
FCS	50ml (终浓度5%)
4% NaN_3	50ml (终浓度0.2%)

3. 固定液(流式细胞术实验)

DPBS	1000ml
葡萄糖	20g (终浓度2%)
甲醛	10ml
NaN_3	0.2g (终浓度0.02%)

二、Hank's溶液(无Ca^{2+}、Mg^{2+})

NaCl	8.0g
KCl	0.4g
$Na_2HPO_4 \cdot 12H_2O$	0.12g
KH_2PO_4	0.06g
葡萄糖	1.0g
双蒸水	1000mg
1%酚红溶液	2mg

将上列成分混合后溶解,分装于500ml盐水瓶内,55.21kPa高压灭菌15min,4℃冰箱保存,临用时调pH至7.3~7.6。

三、含 Ca^{2+}、Mg^{2+} 的 Hank's 溶液

原液甲: NaCl 80g

KCl 4g

$MgSO_4 \cdot 7H_2O$ 1g

$MgCl_2 \cdot 6H_2O$ 1g

按顺序溶于 400ml 双蒸水中。

1.4g $CaCl_2$ 单独溶于 50ml 双蒸水中。

将上述二种溶液混合后,加双蒸水至 500ml,加氯仿 2ml,保存于 4℃ 冰箱中。

原液乙: $NaH_2PO_4 \cdot 12H_2O$ 1.52g

$KH_2PO_4 \cdot 12H_2O$ 0.6g

葡萄糖 10g

0.4%酚红液 50ml

加入双蒸水至 500ml,后加 2ml 氯仿,保存于 4℃ 冰箱中。

使用前按下列比例配成:原液甲 1 份和原液乙 1 份加双蒸水 18 份混匀,68.94kPa 高压灭菌 15min,使用前调节 pH 至 7.2~7.4,根据需要加青霉素和链霉素。保存于 4℃ 冰箱中备用,可使用 1 个月。

四、血细胞保存液

葡萄糖 2.05g

枸橼酸钠 0.8g

氯化钠 0.42g

双蒸水 100ml

将上述成分混匀,略加温使其溶解,分装小瓶(100ml)中,经 68.94kPa 高压灭菌 10min,4℃ 保存备用。

五、磷酸缓冲液(PBS)

A 液: 0.2mol/L NaH_2PO_4 溶液

配制方法:将 NaH_2PO_4 27.6g 或 $NaH_2PO_4 \cdot 2H_2O$ 31.2g,用双蒸水溶解至 1000ml。

B 液: 0.2mol/L Na_2HPO_4 溶液

配制方法:将 $Na_2HPO_4 \cdot 12H_2O$ 71.6g 加蒸馏水溶解至 1000ml。

各种不同 pH 值 PBS 的配法

pH	7.0	7.2	7.4	7.6	7.8	8.0
A 液(ml)	39.0	28.0	19.0	13.0	8.5	5.5
B 液(ml)	61.0	72.0	81.0	87.0	91.0	94.5

六、RPMI1640 培养液

RPMT1640(FLOW 公司出品)1 袋(10.3g)加双蒸水 1000ml,电磁搅拌 30min。用 1mol/L HCl 溶液调 pH 至 7.2～7.4(约加 2.5ml),过滤除菌,作无菌试验,4℃保存。

1.不完全 RPMI1640 培养液的配制方法如下:

RPMI1640	95ml
0.1mol/L 丙酮酸钠	1ml
0.2mol/L 谷氨酰胺	1ml
1mol/L Hepes	1ml
7.5% $NaHCO_3$	1ml
青霉素、链霉素(各 1 万单位)	1ml

将上述液体混匀,过滤除菌。

2.完全 RPMI1640 培养液的配制方法如下:

不完全 RPMI1640 培养液	90ml
灭活胎牛(或新生牛)血清	10ml

七、0.85%生理盐水

NaCl 0.85g 加入蒸馏水 100ml,溶解混匀。

八、ELISA 用试剂

1.包被缓冲液(pH9.6 0.05mol/L 碳酸盐缓冲液)

Na_2CO_3	1.59g
$NaHCO_3$	2.93g

加蒸馏水至 1000ml。

2.洗涤缓冲液(pH7.4 0.15mol/L PBS)

KH_2PO_4	0.2g
$Na_2HPO_4 \cdot 12H_2O$	2.9g
NaCl	8.0g
KCl	0.2g
0.05% Tween20	0.5ml

加蒸馏水至 1000ml。

3.稀释液:0.1g 牛血清白蛋白(BSA)加洗涤缓冲液至 100ml 或以羊血清、兔血清等血清与洗涤液配成 5%～10%使用。

4.终止液(2mol/L H_2SO_4):蒸馏水 178.3ml,逐滴加入浓硫酸(98%)21.7ml。

5.底物缓冲液(pH5.0 柠檬酸-磷酸氢二钠)

0.2mol/L Na_2HPO_4(28.4g/L)	25.7ml
0.1mol/L 柠檬酸(19.2g/L)	24.3ml
加蒸馏水	50ml

6. TMB(四甲基联苯胺)溶液

TMB(2mg/ml 无水乙醇)	0.5ml
底物缓冲液(pH5.5)	10ml
0.75% H_2O_2 溶液	32μl

7. ABTS 使用液:

ABTS	0.5mg
底物缓冲液(pH5.5)	1ml
3% H_2O_2 溶液	2μl

九、0.25%胰蛋白酶溶液

1.25g 胰蛋白酶加入到 500ml Hank's 液中,溶解混匀后过滤除菌,分装保存于 -20℃低温冰箱中备用。

十、0.05mol/L Tris-HCl 缓冲液(pH7.19~9.10)

甲液:0.2mol/L Tris 溶液(24.2g Tris 溶于 1000ml 蒸馏水中即可)

乙液:0.2mol NaCl 溶液

取甲液 $x$ml,加乙液 $y$ml,稀释至 200ml 即成不同 pH 值的 Tris 缓冲液。

x(ml)	y(ml)	pH 值	x(ml)	y(ml)	pH 值
50	44.2	7.2	50	41.4	7.4
50	38.4	7.6	50	32.5	7.8
50	26.8	8.0	50	21.9	8.2
50	16.5	8.4	50	12.2	8.6
50	8.1	8.8	50	5.0	9.0

附录二　常用染色液的配制方法

一、吕氏碱性美兰染色液

美兰乙醇饱和溶液(95%乙醇100ml,美兰2g)	30ml
10%氢氧化钾溶液	0.1ml
蒸馏水	100ml

将上述各液混合摇匀,用滤纸过滤后备用。

二、革兰染色液

1.第一液:结晶紫染液

结晶紫乙醇饱和液(95%乙醇100ml,结晶紫4～8g)	20ml
1%草酸铵溶液	80ml

上述二液分别配制后,按上述比例混合,用滤纸过滤后备用。

2.第二液:卢戈(Lugol)碘液

将1g碘与2g碘化钾先行混合,加蒸馏水少许,充分振摇,待完全溶解后,再加蒸馏水至300ml。

3.第三液:95%乙醇液

4.第四液:稀释石炭酸复红染液

(1)石炭酸复红染液:取碱性复红酒精饱和液(95%乙醇100ml加碱性复红10g)10ml,与5%石炭酸水溶液90ml混合即成。

(2)稀释石炭酸复红染液:取上述原液用蒸馏水稀释10倍即可。

三、抗酸染色液

1.第一液:5%石炭酸复红溶液(配制方法同前)

2.第二液(脱色剂):3%盐酸酒精溶液

浓盐酸3.0ml加入到97ml 95%酒精中,混匀即可。

3.第三液(复染液):吕氏碱性美兰溶液

四、奈瑟(Neisser)染色液

1.第一液:美兰	0.01g
95%酒精	5ml
冰醋酸	5ml
蒸馏水	100ml

将美兰研碎溶于酒精内,将冰醋酸加于蒸馏水内,再将冰醋酸加于美兰液中混合,24h后用滤纸过滤备用。

2. 第二液:将结晶紫 1g、95%酒精 10ml 和蒸馏水 300ml 三种成分混合溶解后,过滤备用。

染色前将 2 份第一液与 1 份第二液混合,用此混合液染色。

3. 第三液:将 2g 黄叱精溶于 300ml 蒸馏水中,趁热过滤备用。

五、阿尔培脱(Albert)染色液

1. 第一液:	甲苯胺兰	0.15g
	孔雀绿	0.2g
	95%酒精	2ml
	冰醋酸	1ml
	蒸馏水	100ml

将甲苯胺兰和孔雀绿置于研钵中,加酒精研磨使之溶解,再加入蒸馏水和冰醋酸,混合后贮入瓶中,置室温过夜,以滤纸过滤后备用。

2. 第二液:	碘	2g
	碘化钾	3g
	蒸馏水	300ml

先将碘和碘化钾溶入少量水中,充分振摇,待完全溶解后再加水至 300ml。

六、镀银染色液(Fontana 染色液)

1. 固定液:冰醋酸 1ml,福尔马林 2ml,加蒸馏水至 100ml。

2. 媒染液:鞣酸 5g,石炭酸 1g,加蒸馏水至 100ml。

3. 硝酸银溶液:硝酸银 5g 溶于 100ml 蒸馏水中。

临用前取此种硝酸银溶液 20ml,逐滴慢慢滴入 10%氨水中,开始生成褐色沉淀,再继续滴加氨水至沉淀溶解微现乳白色为宜。若加氨水过多,则液体转清,此时可加入硝酸银溶液,至溶液仍现微白色为度。

附录三　常用培养基的制备方法

一、蛋白胨水

成分:蛋白胨　1.0g

NaCl　0.5g

蒸馏水　100ml

制法:将上述成分加热融化后调节 pH 至 7.6,分装试管,103.46kPa 高压灭菌 15min 备用。常用于制备糖发酵培养基或用于检查细菌的靛基质试验等。

二、单糖发酵管培养基

成分:蛋白胨水　100ml

糖(葡萄糖、乳糖、甘露醇、蔗糖或麦芽糖)　0.5～1g

溴甲酚紫(B.C.P)、溴麝香草酚兰(B.T.B)或酚红(P.R)等指示剂 0.1ml

制法:在蛋白胨水中加入某种糖(0.5%～1%)和指示剂,分装于带一倒立小管的小试管中,每管 2～3ml,103.46kPa 高压灭菌 20min 后备用。常用于糖发酵试验。

三、葡萄糖蛋白胨水培养基

成分:蛋白胨　0.5g

葡萄糖　0.5g

磷酸氢二钾　0.5g

蒸馏水　100ml

制法:将上述成分混合融化后调节 pH 至 7.0,分装试管,68.94kPa 高压灭菌 20min 后备用。用于 V-P 试验和甲基红试验。

四、枸橼酸盐斜面培养基

成分:枸橼酸钠　0.2g

硫酸镁　0.02g

磷酸二氢铵　0.1g

磷酸氢二钾　0.1g

氯化钠　0.5g

琼脂(经流水连续彻底漂洗)　2.0g

蒸馏水　100ml

B.T.B 乙醇溶液(0.5%)　1.6ml

制法:加热融化各种成分后校正 pH 至 6.8,再加入 0.5% B.T.B 乙醇溶液混匀,分装试管,55.21kPa 高压灭菌 15min,趁热取出斜摆,凝固后成斜面。用于枸橼酸盐利用试验。

五、醋酸铅琼脂培养基

成分:	
普通琼脂培养基	100ml
硫代硫酸钠	0.25g
醋酸铅溶液(10%)	1ml

制法:先融化普通琼脂培养基,冷至 60℃后加入硫代硫酸钠,调节 pH 为 7.2,煮沸过滤,68.94kPa 高压灭菌 20min,取出后冷至 60℃,(无菌操作)加入已灭菌的 10% 醋酸铅溶液 1ml,混匀后分装于小试管,直立凝固后备用。用于检测硫化氢的产生。

六、尿素培养基

成分:	
蛋白胨	0.1g
氯化钠	0.5g
磷酸二氢钾	0.2g
琼脂	2.0g
蒸馏水	100ml
酚红溶液(0.6%)	0.2ml
葡萄糖溶液(10%)	0.1ml
尿素(20%)	1ml

制法:在蒸馏水内加热融化蛋白胨、氯化钠、磷酸二氢钾和琼脂,调节 pH 至 7.4,过滤后加入 0.6% 酚红溶液混匀,103.46kPa 高压灭菌 15min,取出冷至 60℃,(无菌操作)加入已灭菌的 10% 葡萄糖溶液和 20% 尿素,分装于小试管内,凝成斜面备用。用于尿素分解试验。

七、伊红美兰琼脂平板(E.M.B 琼脂)

成分:	
蛋白胨	10g
磷酸氢二钾	2g
琼脂	20g
乳糖溶液(20%)	50ml
伊红溶液(2%)	20ml
美兰溶液(0.5%)	20ml
蒸馏水	1000ml

制法:将蛋白胨和 K_2HPO_4 加温融化于蒸馏水中,调节 pH 为 7.6,加入琼脂,煮沸融化过滤后分装于三角瓶中,每瓶定量分装,103.46kPa 高压灭菌 30min,以无菌操作法按量加入经 68.94kPa 高压灭菌 20min 的乳糖、伊红美兰液,混匀后倾注平皿备用。

原理:此培养基为分离肠道病原菌的鉴别培养基。大肠杆菌因分解乳糖而产酸,使培养基 pH 值下降,伊红与美兰相结合形成一种复合物,在酸性环境中,菌体带正电,易与伊红结合,故菌落呈紫黑色或紫红色,并有金属光泽。沙门菌和痢疾杆菌等病原菌不分解乳糖,不产酸,在碱性环境中伊红与美兰不结合,故菌落为无色半透明。伊红、美兰有抑制革兰阳性菌生长的作用。

八、SS琼脂培养基

成分：

牛肉膏	5g
蛋白胨	5g
乳糖	10g
胆盐	8.5g
枸橼酸钠	8.5g
硫代硫酸钠	8.5g
琼脂	20g
枸橼酸铁	1g
煌绿溶液(0.1%)	0.33ml
中性红溶液(1%)	2.5ml
蒸馏水	1000ml

制法：将以上各成分(除琼脂、煌绿与中性红外)加温融化于蒸馏水中,调节 pH 至 7.0,加入琼脂,煮沸融化过滤后分装于三角瓶中,55.21kPa 高压灭菌 15min。待冷至 60℃ 再加入煌绿与中性红溶液,摇匀,倾注平皿内凝固备用。

原理：此培养基为分离肠道病原菌的选择培养基。中性红在培养基中起指示剂作用,大肠杆菌能迅速分解乳糖,所产酸与胆盐结合成胆酸,故菌落呈深红色;病原菌不分解乳糖,故菌落为微黄色或无色。枸橼酸铁能反映硫化氢的产生,使菌落中心呈黑色。胆盐、枸橼酸盐对革兰阳性细菌及多数大肠杆菌有较强的抑制作用。硫代硫酸钠有缓和胆盐对志贺菌及沙门菌的毒害作用,并中和煌绿、中性红染料的毒性。

九、铁质双糖培养基

成分：

蛋白胨	2g
葡萄糖	0.1g
氯化钠	0.5g
乳糖	1g
硫代硫酸钠	0.075g
枸橼酸铁铵	0.05g
琼脂	1.5g
酚红溶液(0.2%)	1.25g
蒸馏水	100ml

制法：将蛋白胨、氯化钠及琼脂加热溶解,调节 pH 为 7.6,然后加入硫代硫酸钠、枸橼酸铁铵及酚红指示剂,分装于试管中,103.46kPa 高压灭菌 20min,使成为底层较深的斜面。应用时将琼脂加热融化,按上述量加入乳糖和葡萄糖,溶解后充分混合,分装于小试管中,每管 2～3ml,55.21kPa 高压灭菌 20min。趁热将试管斜置,待凝固后即可。

原理：该培养基用于肠道致病菌可疑菌落的纯分离及初步鉴定。其中酚红作为指示剂,可以指示葡萄糖、乳糖是否被分解。如细菌分解糖而产酸,则培养基变黄色。此外,还可以

观察有无 H_2S 产生，硫酸亚铁可与产生的 H_2S 作用，生成 FeS 使培养基变黑。当分解葡萄糖的细菌在斜面上生长时，产生的酸少，又在有 O_2 的情况下氧化，生成 CO_2 和 H_2O，失去改变局部酸碱度的作用，所以培养基斜面部分不变色。但当细菌分解乳糖时产生酸量较多时，培养基斜面部分可变色。

十、罗氏培养基

成分：

成分	用量
KH_2PO_4	0.96g
硫酸镁($MgSO_4 \cdot 7H_2O$)	0.048g
天门冬酰胺	0.72g
甘油(中性)	2.4ml
枸橼酸镁	0.12g
蒸馏水	120ml
马铃薯粉	6.0g
鸡蛋	6～8只
孔雀绿溶液(1%)	8ml

制法：将 KH_2PO_4、硫酸镁($MgSO_4 \cdot 7H_2O$)、天门冬酰胺和甘油混合于烧瓶内，沸水浴加热溶解，加入马铃薯粉，继续加热1h，不断摇动混合。取出冷至56℃左右，加入鸡蛋液及孔雀绿溶液，充分摇匀混合，趁热分装于试管内，每管5～6ml，斜置于血清凝固器中，使成斜面，逐渐加温至85℃，维持1h，行间接灭菌，连续2天，进行无菌试验后，保存冰箱备用。

十一、糖酵解培养基(肺炎支原体培养基)

成分：

成分	用量
基础培养基	70ml
马(或牛)血清	20ml
酵母浸液(25%)	10ml
酚红溶液(0.4%)	0.5ml
醋酸铊溶液(1%)	2.5ml
青霉素(10000IU/ml)	5.0ml

将上述各液混合摇匀，调 pH 至 7.8。

十二、沙保(Sabluraud)葡萄糖斜面培养基(含青霉素、链霉素)

成分：

成分	用量
葡萄糖	40g
蛋白胨	10g
琼脂	20g
蒸馏水	1000ml
青霉素和链霉素	

制法：把上述成分(不包括抗生素)混合在三角瓶内，加热融化。用纱布过滤，103.46 kPa 高压灭菌30min。待冷却至50℃时，加入青霉素和链霉素(终浓度均为100U/ml)，再分装于灭菌试管中，每管6～8ml，倾斜试管待凝固后即可。

十三、柯索夫(Korthof)培养基(螺旋体培养基)

成分:		
	蛋白胨	0.40g
	NaCl	0.70g
	KH_2PO_4	0.09g
	K_2HPO_4	0.48g
	KCl	0.02g
	$CaCl_2$	0.02g
	蒸馏水	500ml
	兔血清(无菌)	50ml

将上述各液混合摇匀,调节 pH 至 7.2。

图书在版编目（CIP）数据

医学免疫学与微生物学实验指导 / 林巧爱，董海艳主编. —杭州：浙江大学出版社，2006.1（2014.6 重印）
面向 21 世纪高等医药院校精品课程教材
ISBN 978-7-308-04566-7

Ⅰ. 医… Ⅱ. ①林…②董… Ⅲ. ①医药学：免疫学—实验—医学院校—教材②医药学：微生物学—实验—医学院校—教材 Ⅳ. R3—33

中国版本图书馆 CIP 数据核字（2007）第 007792 号

医学免疫学与微生物学实验指导
林巧爱 董海艳 主编

丛书策划 阮海潮（ruanhc@163.com）
责任编辑 阮海潮
出版发行 浙江大学出版社
（杭州市天目山路 148 号 邮政编码 310007）
（网址：http://www.zjupress.com）
排　　版 杭州中大图文设计有限公司
印　　刷 杭州杭新印务有限公司
开　　本 787mm×1092mm 1/16
印　　张 8.5
字　　数 218 千
版 印 次 2006 年 1 月第 1 版 2014 年 6 月第 10 次印刷
书　　号 ISBN 978-7-308-04566-7
定　　价 18.00 元
